JN017352

# これでわかる
# 認知症診療

## 改訂第3版

浦上克哉　著

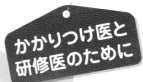

かかりつけ医と
研修医のために

南江堂

# 口　絵

■アリセプト

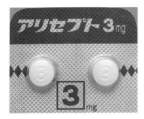

**1** 錠3mg

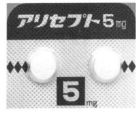

**2** 錠5mg

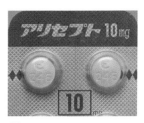

**3** 錠10mg

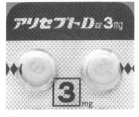

**4** D錠3mg

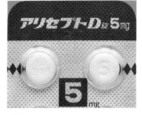

**5** D錠5mg

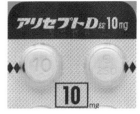

**6** D錠10mg

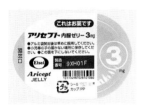

**7** 内服ゼリー3mg

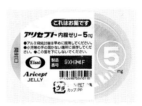

**8** 内服ゼリー5mg

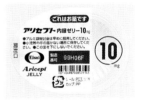

**9** 内服ゼリー10mg

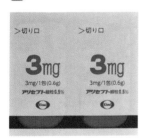

**10** 細粒3mg

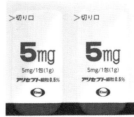

**11** 細粒5mg

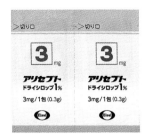

**12** ドライシロップ3mg

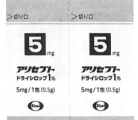

**13** ドライシロップ5mg

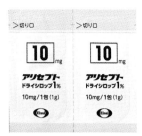

**14** ドライシロップ10mg

・3mgから5mgへ1〜2
　週間後に増量.
・副作用により増減(本文
　p.47参照).

## ■レミニール

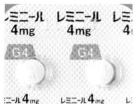

**15** 錠4mg   **16** 錠8mg   **17** 錠12mg

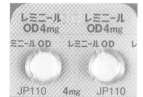 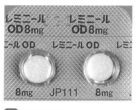 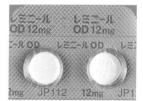

**18** OD錠4mg   **19** OD錠8mg   **20** OD錠12mg

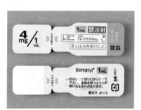 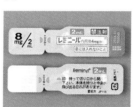 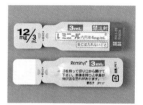

**21** 内用液4mg   **22** 内用液8mg   **23** 内用液12mg

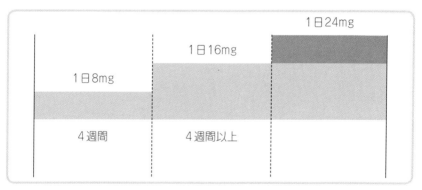

**24** レミニール　増量スケジュール

・1日8mgから開始，4週間後1日16mgへ増量.
・最大24mgまで増量可（変更前の用量で4週間以上投与後）.

## ■ リバスタッチ

㉕ パッチ本体4.5mg

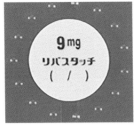

㉖ パッチ本体9mg

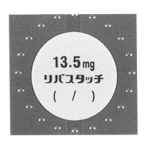

㉗ パッチ本体13.5mg

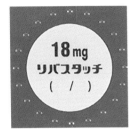

㉘ パッチ本体18mg

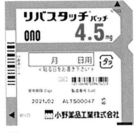

㉙ パッチ包装4.5mg

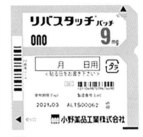

㉚ パッチ包装9mg

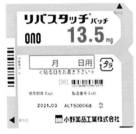

㉛ パッチ包装13.5mg

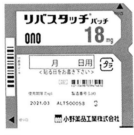

㉜ パッチ包装18mg

```
                                            18mg
                                  13.5mg
                        9mg
            4.5mg
            4週間      4週間      4週間
```

㉝ リバスチグミン増量スケジュール

・4.5mgから開始し，4週間ごとに4.5mgずつ増量.

・維持用量は18mg.

## ■イクセロン

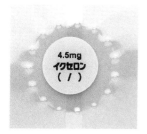
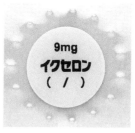
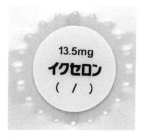

③④ パッチ本体 4.5mg　　③⑤ パッチ本体 9mg　　③⑥ パッチ本体 13.5mg

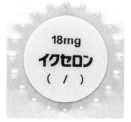

③⑦ パッチ本体 18mg

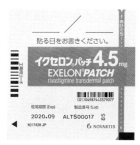
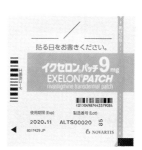
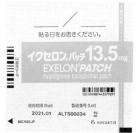

③⑧ パッチ包装 4.5mg　　③⑨ パッチ包装 9mg　　④⓪ パッチ包装 13.5mg

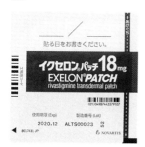

④① パッチ包装 18mg

## ■ メマリー

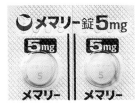
**42** 錠5mg

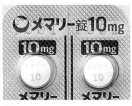
**43** 錠10mg

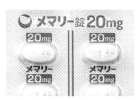
**44** 錠20mg

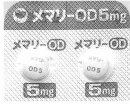
**45** OD錠5mg

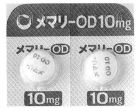
**46** OD錠10mg

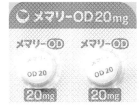
**47** OD錠20mg

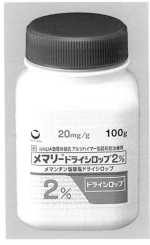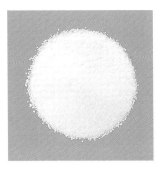
**48** ドライシロップ2% 100g

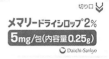 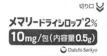 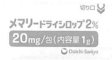

**㊾ ドライシロップ2%**
5mg/包

**㊿ ドライシロップ2%**
10mg/包

**51 ドライシロップ2%**
20mg/包

|  |  |  | 20mg |
|---|---|---|---|
|  |  | 15mg |  |
|  | 10mg |  |  |
| 5mg |  |  |  |
| 1週間 | 1週間 | 1週間 |  |

**52 メマリー増量スケジュール**

・5mgから開始し，1週間ごとに5mgずつ増量．
・維持用量は20mg.

## ■トレリーフ
（レビー小体型認知症のパーキンソン症状に効果のある薬剤）

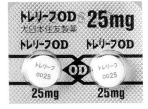
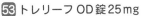

53 トレリーフ OD 錠 25mg

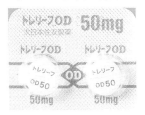

54 トレリーフ OD 錠 50mg

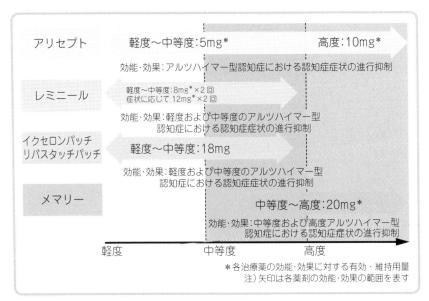

55 アルツハイマー型認知症治療薬の適応症の違い

## 56  各薬剤の特徴一覧

| 商品名<br>（メーカー） | アリセプト<br>（エーザイ） | レミニール<br>（ヤンセン-武田） |
|---|---|---|
| 一般名 | ドネペジル塩酸塩 | ガランタミン臭化水素酸塩 |
| 適応 | 軽度～高度 | 軽度・中等度 |
| 剤形 | 錠，D錠，細粒，ゼリー，ドライシロップ | 錠，OD錠，内用液 |
| 投与回数 | 1日1回 | 1日2回 |
| 維持用量 | 1日5mg<br>（高度）1日10mg<br>3mgから5mgへは1～2週間後に増量．副作用により適宜増減（本文p.47参照） | 1日16mg<br>（最大）1日24mg<br>4週ごとに増量 |
| 作用機序 | アセチルコリンエステラーゼ（AChE）阻害 | nAChR[1]に対するAPL[2]作用 |
| 副作用（高頻度） | 食欲不振，嘔気，嘔吐，下痢，興奮，イライラ感 | 食欲不振，悪心，嘔吐，下痢，興奮，イライラ感 |

*1：nAChR：ニコチン性アセチルコリン受容体
*2：APL：アロステリック活性化リガンド
*3：BuChE：ブチリルコリンエステラーゼ
*4：NMDA：N-methyl-D-aspartate

| イクセロン（ノバルティス）<br>リバスタッチ（小野） | メマリー<br>（第一三共） |
|---|---|
| リバスチグミン | メマンチン塩酸塩 |
| 軽度・中等度 | 中等度・高度 |
| パッチ | 錠，OD錠，ドライシロップ |
| 1日1回 | 1日1回 |
| 1日18mg<br>4週ごとに増量 | 1日20mg<br>1週ごとに増量 |
| アセチルコリンエステラーゼ（AChE）阻害<br>BuChE*3阻害 | NMDA*4受容体アンタゴニスト |
| 食欲不振，嘔吐，悪心，適用部位皮膚症状，興奮，イライラ感 | めまい，頭痛，便秘，食欲不振，過沈静 |

# はじめに

　認知症の臨床，研究に携わって約35年が経過し，長年勤務した鳥取大学を定年退職しました．認知症の臨床，研究に着手した1980年代には，まだ痴呆症とよばれており，診断法も確立されておらず，治療とはまったく程遠い時代でありました．今はアルツハイマー型認知症やレビー小体型認知症には対症療法薬ではありますが治療薬があり，2021年6月8日に米国でアルツハイマー型認知症の初めての疾患修飾薬であるアデュカヌマブが条件付きではありますが承認されました．

　本書の初版は2009年1月5日に発行されました．この頃はアルツハイマー型認知症治療薬のアリセプト（ドネペジル）が1999年に発売されましたが，かかりつけ医によるアルツハイマー型認知症の診断，治療がなかなか進みませんでした．そこで，かかりつけ医のための認知症診療対応力向上研修（クリニカルカンファレンスセミナー）を開始しました．この内容はきわめて実践的で，かかりつけ医に「認知症診療を明日からやってみよう」という気持ちになっていただけるようなセミナーを目指しておりました．実際に参加された多くのかかりつけ医から好評をいただきました．そのセミナーの内容を本にまとめませんか，と南江堂の方から勧められ執筆することになりました．私としては，初めての著作だったので，大しに分量ではなかったのですが執筆に2年くらい要してしまいました．発行されてからの販売はすこぶる好調で初版は4刷発行までいき，2012年7月1日には改訂第2版が発行されました．しかし，それ以降は改訂がなされず，次第に内容的にも古くなり注目されなくなっておりました．しかし，私にとっては初めての著作であり，とても思い入れの深い本です．退職を迎えるにあたり，退職記念に何かを残したいと思い，一番思い入れの深い本書の改訂版を出版できないかと考えました．そこで南江堂の河野壮一氏に相談したところ，私の思いをかなえてくださり，さらに初版発行にご尽力いただいた髙橋幸子氏に改訂にもお力添えをいただき，このたび改訂第3版を出版できる運びとなりました．この場を借りて御礼申し上げます．

近年認知症診療に関する本も多く出ておりますが，本書は私がこれまで行ってまいりました認知症診療の経験を書いたものであり，認知症診療に携わる先生方の少しでもお役に立てる内容があると思います．レビー小体型認知症の治療も進歩しているため，新たに本症の章をつくりました．さらに科学的エビデンスの報告がなされている予防の情報も加えました．

　本書を明日からの認知症診療に役立てていただけることを希望しております．

　2022年5月

浦上　克哉

# 目　次

# 1 認知症とは？

　認知症は現在65歳以上の5人に1人が罹患しており，「ありふれた疾患」と位置づけられています．また，65歳以上の高齢者が最もなりたくないと思っているのが認知症です．このように関心が高い疾患ですが，もの忘れなどの初期症状は「年だから仕方がない」と見過ごされがちで，早期発見がいまだにできていません．

　ひと口に「認知症」といっても認知症をきたす疾患は多くあり，主要な疾患としては約4種類あります．その中で，認知症の大半を占めるのが「アルツハイマー型認知症」です．アルツハイマー型認知症は現在薬物治療が可能となり，そのため早期発見・早期診断が求められています．具体的にはコリンエステラーゼ阻害薬としてアリセプト，レミニール，イクセロンパッチとリバスタッチパッチ，そしてNMDA受容体拮抗薬であるメマリーです（詳細は「5.アルツハイマー型認知症の診断と治療」を参照）．さらに，現在アルツハイマー型認知症の疾患修飾薬が2021年6月8日に米国食品医薬局（FDA）で条件付きながら承認され，わが国でも承認されることが期待されています．レビー小体型認知症についても，アルツハイマー型認知症治療薬としてすでに認可されていたアリセプトが治療薬として承認され使用が可能となっています．レビー小体型認知症におけるパーキンソン症状にトレリーフが承認されています．

　そのような状況の中で，認知症の早期発見・早期診断に重要な役割を期待されているのがかかりつけ医です．本書では，かかりつけ医や近い将来かかりつけ医になる研修医の先生方およびメディカルスタッフの皆様にぜひ知っておいていただきたい認知症の診断および治療のノウハウを解説します．

- 認知症はありふれた病気で，どの診療科でも関心をもっていただきたい病気です．
- 認知症には必ず中核症状があるので，中核症状を的確に把握することが認知症診断には不可欠です．

　認知症とは，もの忘れ（記憶障害）などの症状により日常生活や社会生活に支障をきたす状態をいいます．認知症というと，徘徊，暴力行為，幻覚，妄想などの周囲を困らせる症状を起こすものと考えられていることが多いのですが，それは主症状ではないため必ず起こってくるものではありません．

　認知症の症状には，中核症状と周辺症状があります（**表1**）．記憶障害，見当識障害，判断力の障害などを中核症状といい，徘徊，暴言・暴力行為，幻覚，妄想，せん妄などを周辺症状といいます（**図1**）．近年，周辺症状について行動心理症状（behavioral and psychological symptoms

**表1　中核症状と周辺症状（BPSD）**

| 中核症状 | 周辺症状（BPSD） |
| --- | --- |
| 記憶障害 | 徘徊 |
| 見当識障害（日時，場所，人） | 暴言・暴力行為 |
| 視空間認知機能障害 | 幻覚，幻聴，幻視 |
| 判断力の障害 | 妄想 |
| 言語障害（運動性失語，感覚性失語） | 興奮 |
| | 睡眠障害 |
| 失行 | 不安，抑うつ，焦燥 |
| 失認 | せん妄 |
| 実行機能障害 | 異食，過食 |
| 問題解決能力の障害 | 不潔行為 |
| 注意力の低下 | 介護への抵抗 |
| | 多弁，多動 |

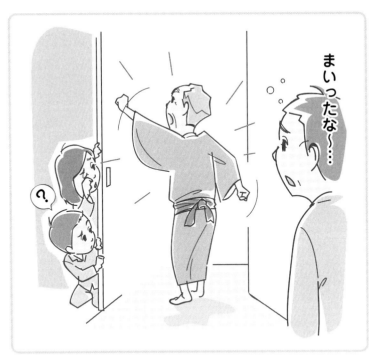

**図1　夜中に徘徊をして家族の睡眠をじゃまする**

of dementia：BPSD）という表現をよく用いるので，本書では BPSD
という表記をいたします．中核症状の存在がわかりにくい症例はありま
すが，中核症状を欠く認知症は存在しません．認知症の診断には，中核
症状の存在の把握が不可欠です．

　認知症は一度獲得された認知機能が低下してくるものをいい，発達障
害は含みません（**図2**）．何より，臨床経過を的確に確認することが大切
です．

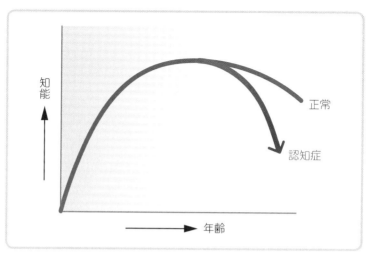

**図2 認知症の経過**

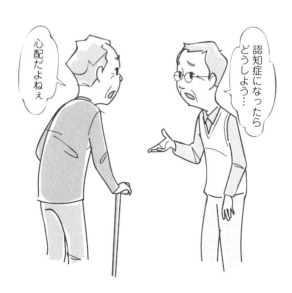

# 2 認知症の頻度

## POINT

- わが国では急速に認知症患者数が増加しています．有病者数は欧米諸国の約10倍であり，東南アジアの国々は日本を追随しています．

　前述しましたように，認知症は近年増加の一途をたどっています．認知症の患者数は2012年には462万人と報告されましたが，その後2015年には520万人となり，2025年には730万人になると推計されています[1]．以前，わが国では血管性認知症が多かったのですが，現在はアルツハイマー型認知症のほうが頻度が高く，欧米型化した病型パターン（従来，欧米ではアルツハイマー型が血管性より高く，欧米型の病型パターンとよんでいました）となっています[2~4]．地域による差異は若干あるものの，わが国の経時的調査では，おおむねこの傾向が確認されています（**図1**，**図2**）．また，東南アジアの国々でもわが国と同様の傾向がみられています．

　近年の認知症の増え方は単なる人口の高齢化だけでは説明できない現象で，病型変化と併せて考えると日本人の生活スタイルが欧米化していることと関連があるものと推察されます．その中で一番顕著と考えられる現象は，脂質異常症（高脂血症）の著しい増加です．1980年ころには脂質異常症の方はきわめて少なかったのですが，1990年代，2000年代と増加しており，アルツハイマー型認知症の方の約半数近くが脂質異常症を合併しています．

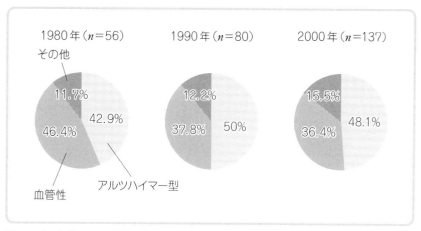

**図1　病型パターンの変化（鳥取県大山町での調査）**

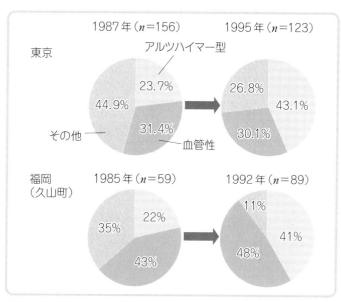

**図2　わが国における代表的な長軸研究**

■**文　献**

1）厚生労働省：認知症施策推進総合戦略（新オレンジプラン）―認知症高齢者等にやさしい地域づくりに向けて，平成29（2017）年7月改訂版

2）Urakami K, Adachi Y, Wakutani Y et al：Epidemiologic and genetic studies of dementia of the Alzheimer type in Japan. Dement Geriatr Cogn Disord **9**：294-298, 1998

3）Yamada T, Hattori H, Miura A et al：Prevalence of Alzheimer's disease, vascular dementia and dementia with Lewy bodies in a Japanese population. Psychiatry Clin Neurosci **55**：21-25, 2001

4）Wakutani Y, Kusumi M, Wada K et al：Longitudinal changes in the prevalence of dementia in a Japanese rural area. Psychogeriatrics **7**：150-154, 2007

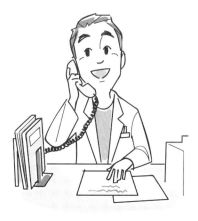

# 3 認知症診療の主役は「かかりつけ医」

**POINT**

- 高齢者は多くの病気に罹患しておりすでにかかりつけ医で診療を受けている場合が多いので，かかりつけ医がいち早く認知症の存在に気づき診療をすることが望ましいです．
- かかりつけ医が日ごろから診療している生活習慣病（高血圧，糖尿病，脂質異常症）は認知症発症の重要な危険因子であり，適切なコントロールは認知症予防につながります．

　なぜ，かかりつけ医に認知症診療が期待されるのでしょうか？　認知症は頻度の高い疾患ですが，それに比して認知症を専門にみることのできる専門医は数が少なく，十分な対応ができるとはいえないのが現状です．また，専門医のいる大病院への通院が困難な方も多く，認知症の好発年齢である65歳以上の高齢者は，何らかの疾病に罹患しており，すでにかかりつけ医にかかっていることが多いのです．すでに罹患している疾病で多いのが，高血圧，糖尿病，脂質異常症です．これらの生活習慣病の代表疾患のコントロール具合がわるいと認知症になりやすいといわれています．これらの疾患のコントロールを日々行っておられるのがかかりつけ医です．筆者は，これらの生活習慣病のコントロールを行っておられるかかりつけ医は正に認知症予防専門医（日本認知症予防学会が認定している専門医制度）と思っております．日ごろからお世話になっているかかりつけ医に相談にのってもらえることが，最も容易で理にかなっているといえます．

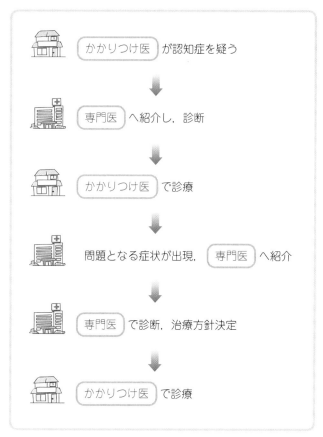

**図1　かかりつけ医と専門医の連携**

## A. 認知症診療の理想像

　期待される認知症診療の理想像としては，「かかりつけ医がまず初期対応をして，典型的な認知症は診断して治療を行い，典型的でなく診断が難しい症例については専門医へ紹介して的確な診断と治療方針を明示してもらい，フォローはかかりつけ医が行う」というものです（**図1**）．そしてさらに，治療上経過の中でもの忘れが進行したり BPSD 症状が出て問題が生じたら，専門医へ相談するという連携が望ましいと考えます．

　典型的でなく診断が難しい場合のひとつは，軽度認知障害（mild cognitive impairment：MCI）か，きわめて軽度の認知症かという判断が必要な症例です．もうひとつは，種々の認知症の鑑別診断が難しい場合です．

## B. 対応力向上のために

　認知症診療の主役はかかりつけ医ということで，厚生労働省もかかりつけ医向けの認知症診療対応力向上研修事業を平成18年から全国レベルで企画・展開しています．かかりつけ医は，自分は認知症の専門医ではないからと考えないで，認知症診療にぜひ参画していただきたいと思います．

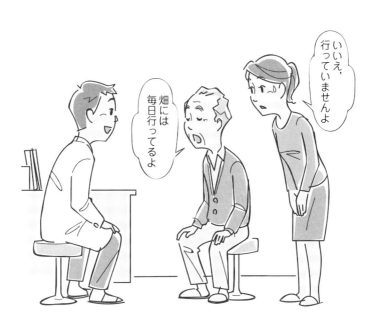

# 認知症の早期発見のコツ

## POINT

- 家族や介護者から患者本人の情報を得ることが重要です.
- メディカルスタッフから情報を得られる体制をつくることが大切です.
- 診察室におけるアルツハイマー型認知症への気づきでは「振り向き動作」,「取り繕い現象」へ着目するとよいです.

　認知症の早期発見が求められていますが, 実は認知症は気づくことがとても難しい病気です. まず, 最も大きな問題は認知症のことを「年のせいだ」と思っている人が多いことにあります. これは, 言い換えると認知症を病気だと認識していないということであり, これでは医療機関の受診につながりません. また, もの忘れが本格的に起こり出すと,「もの忘れすることを忘れてしまう」ため本人の病識がさらになくなり, 自分から医師へ「もの忘れ」のことを相談することがなくなります. かかりつけ医を定期的に受診しながらも,「もの忘れ」については訴えないのです. 血管性認知症やレビー小体型認知症では, 身体症状を有していることが多く診察室で気づかれやすいです. 認知症の大半を占めるアルツハイマー型認知症は, 身体症状を示すことはまれで早期発見がとても難しいのです. では, どのようにしてアルツハイマー型認知症を中心とした気づきにくい認知症に気づけばよいのでしょうか?

## A. 家族や介護者から情報を得る

　認知症患者さんとの会話の例を紹介します. 本人は,「もの忘れはな

表1　患者さんと家族の話の相違

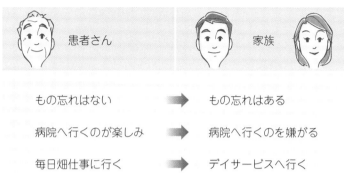

| 患者さん | | 家族 |
| --- | --- | --- |
| もの忘れはない | ➡ | もの忘れはある |
| 病院へ行くのが楽しみ | ➡ | 病院へ行くのを嫌がる |
| 毎日畑仕事に行く | ➡ | デイサービスへ行く |

い」,「病院への受診も楽しみにしている」, 日常生活についての質問にも「毎日元気に畑仕事をしている」と話をします. このため, 診察中の会話の中で認知症の存在を疑うことはかなり難しいといえます. しかし, 家族から話を聞くと,「もの忘れはひどく, さっき聞いたことを3分もたたないうちに忘れてしまい何回も同じことを聞き, 家族はとても困っている」,「病院への来院もどこもわるくないから行かないといって家族を困らせる」,「毎日畑仕事に行っていない」など, **表1**のように本人の話と家族の話がまったく違うことがわかり, もの忘れの存在に容易に気づくことができます.

　しかし, かかりつけ医を受診する際に家族が同伴することは通常はきわめて少ないのです. そこで, 半年に1回あるいは年に1回介護保険の書類を作成する際などに家族に連絡をとり, 一緒に受診していただくことをお勧めしています. そうすれば簡単に認知症の存在に気づくことができますし, たとえ認知症がなかったとしても, 本人の家庭での状況を適切に把握できた介護保険の主治医意見書を書くことができます. また, 地域のケアマネージャーや地域包括支援センターの職員の方から情報が入るようにしておくと, 思わぬ状況がわかることもあり, よいと思います.

## B. メディカルスタッフから情報を得る

　院内で一緒に仕事をしているメディカルスタッフは，認知症を疑うためのより多くの情報を，医師よりも得ていることがあります．

　受付の職員は，「保険証や受診カードなどをもってくるのをよく忘れる，あるいはなくす」，「受診日を間違えて受診する」，「履物を間違える」，「お金の計算でもめる」，などに気づくことがしばしばあります．

　看護師は，「検査内容の説明をしても理解できない，覚えられない」，「絶食を指示しても受診日に忘れてくる」，などの状況がわかります．

　薬剤師は，「薬の内服がきちんとできない」，「薬の服薬指導をしても忘れてしまう」などがあります．院内のメディカルスタッフから認知症が疑われる情報を容易に得られるように，フィードバック機構をつくることが近道と考えます．

## C. 診察室で気づく

　医師が診察室で患者さんと話す際，話の途中での「振り向き動作」，「取り繕い現象」をみることがしばしばあり，それが参考になります．

　「振り向き動作」とは，質問された際，家族を頼りにしてしばしば家族のほうを振り向く動作をすることをいいます．家族がそばにいなくても，そのような動作をすることがあります．また，「取り繕い現象」は，指摘されたことを上手に理由をつけて話すことなどでわかります．たとえば，患者さんが「毎日畑仕事に行っている」というので「本当に毎日行くのですか？」と医師が尋ねると，「雨や雪が降ったときには行きません．天気がよい日だけ行きます」というような返事をされたりします．このような「取り繕い現象」があるため，知らない話をすると正しい内容か否かを判断することが困難です．

　そこで，定期的な検査などを当日しておいて，次回の診察日に説明す

る方法もあります．次回の検査結果説明の前に，「前回した検査のこと
を説明したいのですが」と切り出し患者さんの様子をみるのです．忘れ
ている方は，「えっ，そんな検査しましたか？」などと返答します．ほん
の短時間で，もの忘れの存在に気づくことができます．

　また，かかりつけ医では，患者さんの近況を知っていることがありま
す．そのような，すでに知っている内容を世間話的にして聞いてみるの
もよい方法と思います．筆者の経験では，患者さんのお孫さんが国体選
手に選ばれ高知へ行った際に本人も喜んで応援に行かれたという情報を
得ており，次回の診察の際に尋ねてみたところ，「高知なんて行ってい
ない」といってまったく覚えておられず，認知症の存在に気がついたこ
とがあります．

　「取り繕い現象」があるので，医師が知らないことを尋ねても本当か
そうではないのかの判断が難しいのですが，すでに知っている確実な情
報を尋ねれば，認知症の存在に容易に気づくことができるのです．

# 5 アルツハイマー型認知症の 診断と治療

---

**POINT**

- アルツハイマー型認知症の診断の際には甲状腺機能検査を必ず行いましょう.
- 診断に迷う症例にはCT/MRIだけでなくSPECTも行いましょう.
- 現在のアルツハイマー型認知症治療薬は根治できる薬剤ではありませんが, 適切な投与で進行を遅らせ長く在宅生活を送ることが可能となります.
- 服薬管理は患者本人任せにならないように, 家族や介護者にしっかりとお願いしましょう.
- BPSD症状への安易な抗精神病薬投与は慎みましょう. ケアのアドバイスなどを優先して行い, それでも改善がみられない場合に投与を検討しましょう.

---

　認知症の疑いがもたれたら, その段階ですぐに専門医に直接紹介して構いません. ただ, 前述しましたようにかかりつけ医が典型的なアルツハイマー型認知症の診断をして, 治療まで結びつけることが望ましいです. 特にアルツハイマー型認知症に対しては, 現在症状の進行を抑制できる治療薬が4種類ありますので, かかりつけ医で対応可能なものは診断し, 治療に結びつけていただきたいのです.

## A. アルツハイマー型認知症の臨床的特徴

　アルツハイマー型認知症の臨床的特徴は, ①もの忘れで発症し, ②楽観的な雰囲気(あまり深刻な雰囲気がない), ③ゆっくりと症状が進行する, ④局所神経徴候を欠く, などです.

もの忘れの発症時期も明確ではありません．「もの忘れはいつからですか？」と尋ねても，ある家族は「1年前くらいから」といい，別の家族は「2～3年前から」というように，発症時期が特定しにくいのが特徴です．逆に，もの忘れの発症時期が明確であれば，たとえば何月何日というように特定できるのであれば，アルツハイマー型認知症以外の認知症を考えるべきです．そして，ゆっくりと進行するのが特徴ですので，急に悪化することはほとんどありません．

　急に悪化した場合は，診断が間違っていたか，アルツハイマー型認知症自体が悪化したのではなく，別の要因が加わった可能性が高いと考えます．暑い夏の時期には熱中症や感染症により症状が悪化している場合が多くあります．高齢者はしばしば感染症でも発熱をしなかったりしますが，特に認知症があると適切に症状を訴えることができないため，周囲が見逃してしまうことがあります．局所神経徴候を欠いており，手足の麻痺や錐体外路徴候（パーキンソン様症候）がなく，外見上まったく異常がないようにみえるのです．

　以上の点をみて少しでもアルツハイマー型認知症が疑われたら，次のステップへ進み，認知症のスクリーニング検査を行います．

## B. かかりつけ医のための認知症簡易スクリーニング法

　認知症のスクリーニング検査としては，改訂長谷川式簡易知能評価スケール（HDS-R，**図1**），ミニメンタルステートテスト（MMSE，**図2**）などがあり汎用されています．HDS-Rの特徴としては，最後の問題で言葉の流暢性を調べる検査がありますが，これは前頭葉の機能を反映する実行機能をみていて，MMSEにはないものです．一方MMSEは，図形の模写や文章作成などの動作性検査が含まれている点が特徴です．HDS-Rにはこのような動作性の記憶に関する質問がありません．しかし，多忙なかかりつけ医にとっては，HDS-RもMMSEも，時間的・精神的にかなり負担となります．時間的には通常10分以上かかり，ま

| [質問内容] | [正解] | [不正解] |
|---|---|---|
| 1. お歳はいくつですか？ | | |
| 　　　　2歳までの誤差は正解 | 1点 | 0点 |
| 2. 今日は何年何月何日何曜日ですか？ | | |
| 　　　　年が正解 | 1点 | 0点 |
| 　　　　月が正解 | 1点 | 0点 |
| 　　　　日が正解 | 1点 | 0点 |
| 　　　　曜日が正解 | 1点 | 0点 |
| 3. 私たちが今いるところはどこですか？ | | |
| 　　　　自発的に答える | 2点 | |
| 　　　　5秒おいて，家ですか？　病院ですか？ | 1点 | |
| 　　　　　　施設ですか？　の中から正しい選択ができる | | |
| 　　　　答えられない | | 0点 |
| 4. これから言う3つの言葉を言ってみてください．あとでまた 聞きます | | |
| 　　　　a.「桜」（または「梅」） | 1点 | 0点 |
| 　　　　b.「猫」（または「犬」） | 1点 | 0点 |
| 　　　　c.「電車」（または「自動車」） | 1点 | 0点 |
| 5. 100から7を順番にひいてください | | |
| 　　　（100-7は？　それから7をひくと？　と質問する．最初の 答えが不正解の場合打ち切る） | | |
| 　　　　最初の答えが93 | 1点 | 0点 |
| 　　　　次の答えが86 | 1点 | 0点 |
| 6. 私がこれから言う数字を逆に言ってください | | |
| 　　　（6-0-2，3-5-2-9を逆に言ってもらう．最初の三桁 逆唱に失敗したら打ち切る） | | |
| 　　　　2-0-6が正しく答えられる | 1点 | 0点 |
| 　　　　9-2-5-3が正しく答えられる | 1点 | 0点 |
| 7. 先ほど覚えてもらった言葉を言ってみてください．あとでま た聞きますのでよく覚えておいてください． | | |
| 　　　　自発的に答える | 各2点 | |
| 　　　回答がない場合，次のヒントを与える | | |
| 　　　　a.「植物」というヒントで正解を答える | 1点 | 0点 |
| 　　　　b.「動物」というヒントで正解を答える | 1点 | 0点 |
| 　　　　c.「乗り物」というヒントで正解を答える | 1点 | 0点 |
| 8. これから5つの品物をみせます．それを隠しますので何が あったか言ってください（時計，鍵，ペン，タバコ，硬貨な ど必ず相互に無関係なもの） | | |
| 　　　　品物の名前を正しく答える | 各1点 | 各0点 |
| 9. 知っている野菜の名前をできるだけ多く言ってください | | |
| 　　　（答えた野菜の名前を記入する．途中で詰まり約10秒経って も出ない場合はそこで打ち切る） | | |
| 　　　　0〜5=0点，6=1点， | | |
| 　　　　7=2点，8=3点， | | |
| 　　　　9=4点，10=5点 | | |

満点は30点であり，20点以下の場合は認知症の疑いがある．
注意：意識障害がみられるときは，基本的に認知症の判断はできない．失語や難聴を持つ場合 にも注意が必要．

## 図1　改訂長谷川式簡易知能評価スケール（HDS-R）
[加藤伸司ほか：老年精医誌 2：1339-1347，1991 より引用]

| 設　問 | 質　問　内　容 | 回　答 | 得　点 | |
|---|---|---|---|---|
| 1（5点） | 今年は何年ですか<br>今の季節は何ですか<br>今日は何曜日ですか<br>今日は何月何日ですか | 年<br><br>曜日<br>月<br>日 | 0　1<br>0　1<br>0　1<br>0　1<br>0　1 | |
| 2（5点） | この病院の名前は何ですか<br>ここは何県ですか<br>ここは何市ですか<br>ここは何階ですか<br>ここは何地方ですか | 病院<br>県<br>市<br>階<br>地方 | 0　1<br>0　1<br>0　1<br>0　1<br>0　1 | |
| 3（3点） | 物品名3個（桜，猫，電車）<br>《1秒間に1個ずつ言う．その後，被験者に<br>繰り返させる．正答1個につき1点を与え<br>る．3個全て言うまで繰り返す（6回まで）》 | | 0　1<br>2　3 | |
| 4（5点） | 100から順に7を引く（5回まで） | | 0　1<br>2　3<br>4　5 | |
| 5（3点） | 設問3で提示した物品名を再度復唱させる | | 0　1<br>2　3 | |
| 6（2点） | （時計を見せながら）これは何ですか<br>（鉛筆を見せながら）これは何ですか | | 0　1<br>0　1 | |
| 7（1点） | 次の文章を繰り返す<br>「みんなで，力を合わせて綱を引きます」 | | 0　1 | |
| 8（3点） | （3段階の命令）<br>「右手にこの紙を持ってください」<br>「それを半分に折りたたんでください」<br>「それを私に渡してください」 | | 0　1<br>0　1<br>0　1 | |
| 9（1点） | （次の文章を読んで，その指示に従ってください）<br>「右手をあげなさい」 | | 0　1 | |
| 10（1点） | （何か文章を書いてください） | | 0　1 | |
| 11（1点） | （次の図形を書いてください） | | 0　1 | |
| | 得点合計 | | | |

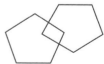 ←（重なり合う五角形です）

**図2　MMSE**

［Folstein MF et al：J Psychiat Res **12**：189，1975より作成］

| | | | |
|---|---|---|---|
| これから言う3つの言葉を言ってみてください<br>あとでまた聞きますからよく覚えておいてください<br>(以下の系列のいずれか1つで，採用した系列に○印をつけておく)<br><br>1：a)桜　b)猫　c)電車　2：a)梅　b)犬　c)自動車 | | 0<br>0<br>0 | 1<br>1<br>1 |
| 今日は何年の何月何日ですか<br>何曜日ですか<br><br>(年月日，曜日が正解でそれぞれ1点ずつ) | 年<br>月<br>日<br>曜日 | 0<br>0<br>0<br>0 | 1<br>1<br>1<br>1 |
| 先ほど覚えてもらった言葉をもう一度言ってみてください<br>(自発的に回答があれば各2点，もし回答がない場合は以下のヒントを与えて正解であれば1点)<br><br>a)植物　b)動物　c)乗り物 | | a：0　1　2<br><br>b：0　1　2<br><br>c：0　1　2 | |

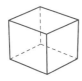

**図3　もの忘れスクリーニング検査**

た，質問に細心の注意をはらって取り組まないと患者さんが怒ったりということもまれではありません．

　もっと簡単で短時間にできるスクリーニングテストが望まれ，①遅延再生，②時間の見当識，③視空間認知機能，の3つのみを検査する，かかりつけ医向けのより簡易なスクリーニング法を筆者が開発しました（**図3**）[1]．視空間認知機能の問題というのは，具体的には**図4**のように見本の立方体をみて，きちんと書けるか否かを評価するものです．

　アルツハイマー型認知症では，**図5**のように頭頂葉の血流低下が起こります．頭頂葉は視空間認知機能に関係していますので，視空間認知機能の低下を**図4**のような検査で評価するわけです．このスクリーニング

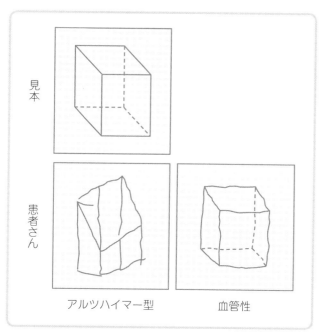

見本

患者さん

アルツハイマー型　　　　　血管性

**図4　立方体の模写**

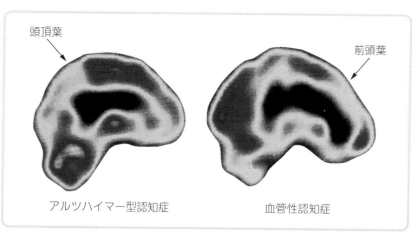

頭頂葉

前頭葉

アルツハイマー型認知症　　　　　血管性認知症

**図5　脳血流シンチグラフィー（SPECT）**

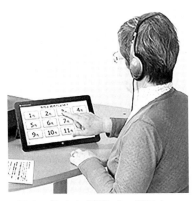

図6 物忘れ相談プログラム

方法だと3～5分以内に終わり，負担が著しく軽減され検査に導入しやすくなります．

## C. タッチパネル式コンピューターを用いたスクリーニング機器

前述のかかりつけ医向けの認知症スクリーニングテストも時間がかかり，さらなる改善の要望があることから，人が直接質問しなくてもスクリーニング可能なタッチパネル式コンピューターを用いた方法の開発を検討しました（物忘れ相談プログラム：日本光電工業株式会社，**図6**）．検討の対象は，アルツハイマー型認知症49例，健常対照群30例です．

タッチパネル式コンピューターによるスクリーニング法は音声と映像による対話形式で，質問に答えながらゲーム感覚で検査を受けることができます．言葉や日時に関する質問，立方体を識別する質問など合計5問で構成され，所要時間は結果の印刷まで含めて合計5分以内です．15点満点のうち，アルツハイマー型認知症ではほとんどの例が12点以下であり（**図7**），専門医への受診が望まれます．感度（疾患がある場合，

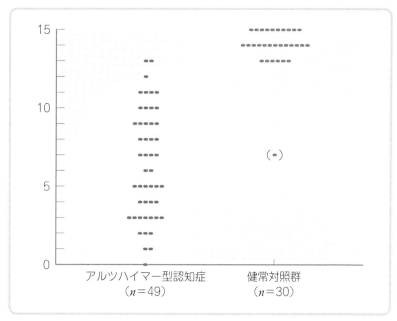

**図7　タッチパネル式コンピューターを用いたスクリーニング検査の結果**

検査が陽性になる割合）は96％，特異度（疾患がない場合，検査が陰性になる割合）は97％と高い信頼性を示しています[2]．この信頼性に加えて，この方法の利点としては，①質問者による差がない，②精神的・身体的ストレスが少ない，③どこでも簡単に施行できる，などがあります．

　定期的に行うことで，確実に認知症の早期発見に役立てることが可能となります．このような早期発見の意義のひとつは，アルツハイマー型認知症に対して症状の進行を抑制できる薬剤を投与できることにあります．

　医療機関で適切な診断・治療を受け，介護者が正しい知識をもって介護すれば，アルツハイマー型認知症の患者さんも質の高い生活をすることができ，介護する家族も安心して暮らすことが可能となります．

①記憶の検査
　　日時の見当識―今日が何月，何日であるか？
　　遅延再生―桜，猫，電車

②図形の模写
　　立方体の絵

③血管・尿検査
　　血液一般，
　　生化学［肝・腎・甲状腺機能（TSH，フリーT3，フリーT4），ほか］

④頭部CT/MRI（器質的疾患の除外）

**図8　アルツハイマー型認知症の簡易診断法**

## D. かかりつけ医にできるアルツハイマー型認知症の簡易診断法

　かかりつけ医にも簡単にできる診断法（**図8**）[1]として，前述した遅延再生，時間の見当識，視空間認知機能の3項目の検査を行い，さらに尿検査，血液検査，生化学検査，画像検査（CT/MRI）を行います．

　生化学検査では，甲状腺機能検査（TSH，フリーT3，フリーT4）をぜひ入れてください．甲状腺機能低下症は若年者では粘液水腫（myxedema）といわれるような典型的な病像を示しますが，高齢者ではもの忘れ，意欲低下などアルツハイマー型認知症と区別がつきにくい症状を呈することが多く，このため，血液による甲状腺機能検査を行わないと発見が難しくなるのです．しかし，Sakataらは，アルツハイマー型認知症薬処方前の甲状腺機能検査が3割しか実施されず，TSHとフリーT4の測定は新規に抗認知症薬を投与された患者26万2,279例で，実施率32.6%だったと報告しています[3]．アルツハイマー型認知症の診断の際に甲状腺機能低下症を除外すべきということはガイドラインに示されています[4]．

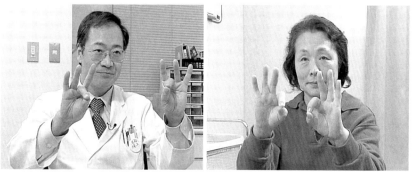

図9　構成行為の診かた（指の動きのコピー）

　画像検査は，一般的にアルツハイマー型認知症の積極的な診断には役に立たない場合も多いですが，正常圧水頭症，慢性硬膜下血腫，脳腫瘍，他の器質的疾患の除外に役立ちます．

## E. 診断に役立つ簡単な構成行為の診かた

　アルツハイマー型認知症の場合，身体的空間認知機能が低下しているため，相手の手の動きをみながら模倣するという動作が難しくなります．実例（**図9**）のように，検者が示した指の形をうまく模倣することができません[5]．これは，簡単にゲーム感覚で行えるため，患者さんに比較的抵抗感なくやってもらうことが可能です．

## F. アルツハイマー型認知症の典型的な画像所見

### 1．MRI所見

　大脳皮質の萎縮は正常高齢者でもみられますが，海馬の萎縮はアルツハイマー型認知症にのみみられます．海馬の萎縮の結果として，側脳室下角の拡大（**図10**，矢印）が起こります．ただ，側脳室下角の拡大が有

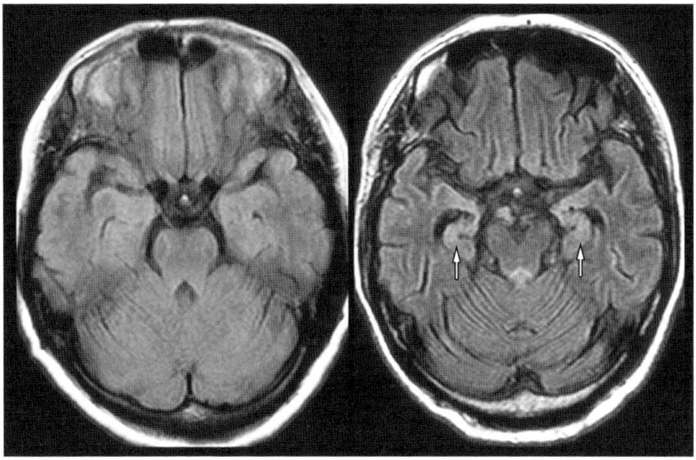

図10　アルツハイマー型認知症の MRI所見
［南東北グループ総合東京病院認知症疾患研究センター 羽生春夫先生のご厚意による］

意なものか否かがわかりにくいので，VSRADという方法で定量化するようなソフトも開発され役に立っています（**図11**）[6]．

## 2．SPECT所見

　MRIで海馬の萎縮を認めない場合でも，アルツハイマー型認知症であることもまれではありません．脳萎縮は神経細胞が死なないと起こりません．神経細胞がまだ死んではいないが弱っているという段階では，脳萎縮は起こっていませんので，MRIでは所見として捉えることができません．その際，脳血流シンチグラフィー（SPECT）という検査を行うと，脳萎縮はしていないが神経細胞の働きが弱っているという状態をみることができます．MRIよりも早期診断に役立つといえます．しかし，SPECTの血流低下所見も視覚的のみだと，わかりにくいところがあり，eZISや3D-SSPといった統計解析ソフトを用いて定量化する方法も考案されています（**図12**）[7,8]．

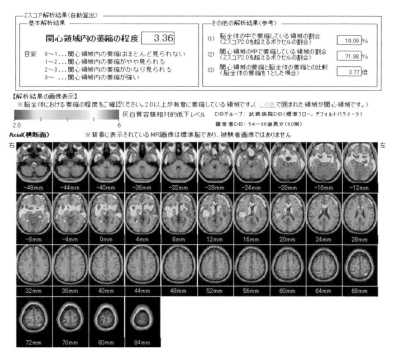

**図11 VSRADでみられるZスコアの変化**

海馬の萎縮を示す.


### 3. 病理所見

　アミロイドβ蛋白が沈着して老人斑ができ，次にリン酸化タウ蛋白の変化が起こり，神経原線維変化が起こり，その結果神経細胞死が起こり，認知症の症状が出現してきます（**図13**）.


## G. 認知症と鑑別を必要とする治療可能な疾患


### 1. 正常圧水頭症

　認知症，歩行障害，尿失禁を主要な3徴候とする疾患です．しかし，すべての徴候が揃わない例も多く，すべての徴候が揃っていなくても疑

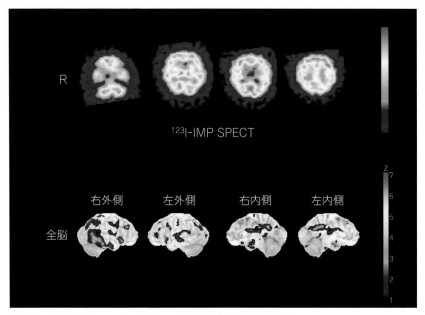

**図12 統計解析ソフトを用いて表示した SPECT 所見**
［中村病院東京都認知症疾患医療センター 北村 伸先生のご厚意による］

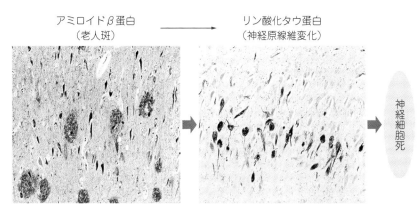

**図13 アルツハイマー型認知症のアミロイドカスケード仮説**

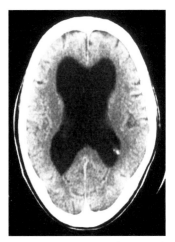

図14　正常圧水頭症（頭部 CT）

う必要があります．画像所見は，典型例は**図14**のごとく脳室の拡大が著明になっています．脳神経外科医に紹介し，シャント術（脳室腹腔シャント術ほか）を施行してもらうと改善を示す例が多くあります．

## 2．慢性硬膜下血腫

　軽微な頭部打撲により生じる頻度が高い疾患です．本人も周囲の家族も頭部打撲をほとんど認識していないことが多くみられます．このため，頭部打撲の既往が明らかでないことも多く，もの忘れを訴えて来院された方では必ず本症を疑う必要があります．典型的な慢性硬膜下血腫の画像所見を**図15**に示します．治療は，脳神経外科医に紹介し，血腫除去術を施行してもらうと改善します．

## 3．脳腫瘍

　良性で緩徐に進行するともの忘れのみが目立ち，高齢者のもの忘れということで放置されていることも少なくありません．**図16**は，良性の髄膜腫であることがわかって，摘出手術を受け軽快した症例です．ただ，良性であっても進行してしまって治療不能となることもあります．

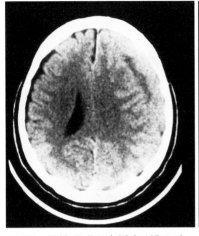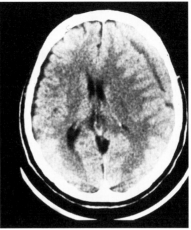

図15　慢性硬膜下血腫（頭部 CT）

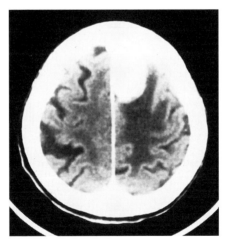

図16　脳腫瘍（頭部 CT）

　図17の例も良性の髄膜腫でしたが，本人が医者にかかることを嫌い早期発見できなかった例です．数年前からもの忘れが出現し，近医に介護保険の主治医意見書を書いてもらいデイサービスに通っていました．しかし，最近もの忘れがかなりひどくなりグループホーム入所が必要とケアマネージャーが判断し，筆者の外来に来院されました．その際，

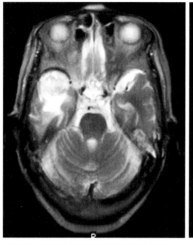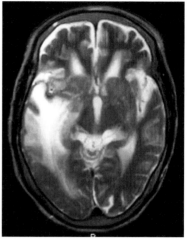

図17　良性の脳腫瘍（頭部CT）

MRIを撮像したところ**図17**のような所見を認めたのです．ただちに脳神経外科を紹介しましたが，手術不能ということでした．このような治療可能な疾患を見逃さないようにすることが強く期待されます．

## H. 認知症診断の際に鑑別が必要な病態・疾患

### 1. せん妄

　せん妄とは，意識障害に認知機能の障害，不安や恐怖などの感情の障害，錯覚や幻覚などの症状，精神運動活動の変化が加わった状態です．認知症の診断では，意識障害がないことが前提であり，せん妄との鑑別は重要です．せん妄の原因としては，身体疾患や薬物に起因するものが多いです．症状としては，幻視（部屋の中に虫がたくさんいる，身体の上に虫が這っている，など），運動不穏（不安，恐怖，焦燥，ほか）などです．意識障害は，軽い意識障害でぼんやりしている感じで，周囲が意識障害の存在に気づいていないことが多いです．診察室では，具体的には「ぼんやりしていて，話しかけてもしっかり聞いていない」，「呼びか

けに対して，「返答が遅い」などに注意すればよいです．

**【せん妄の認知症との鑑別のポイント】**

　①せん妄は発症時期が明確である（「何月何日の何時からおかしくなった」と家族が訴える）．

　②夜間に増悪する．昼間は比較的ぼんやりしていておとなしいが，夜になると大声を出して騒ぎ出す．夜間せん妄という．

## 2. うつ状態・うつ病

　うつでは，抑うつ気分，意欲の低下，不安，焦燥感，身体症状や不定愁訴などの症状があります．高齢者のうつでは，抑うつ気分の訴えが少なく，もの忘れを訴えて来院されることも多く認知症との鑑別が必要です．

**【高齢者うつと認知症との鑑別のポイント】**

　①もの忘れを訴えるが，認知機能はそれほど低下していない．

　②自分の身の回りのことはできることが多い．

　③自発性低下が前景に出て，抑うつ気分が明らかでない場合が多い．

# I. 専門医が行っている診断基準に基づく診断

　現在専門医が行っているアルツハイマー型認知症の診断の主体は，除外診断です．後述する，その他の認知症をきたす疾患を除外する必要があります．そのために，詳細な問診，内科学的診察，神経学的診察，神経心理学的検査，検尿一般，血液一般，血液生化学検査，内分泌学的検査，生理学的検査，画像検査，髄液検査などを行い，DSM-Ⅳ（**表1**），NINCDS-ADRDA改訂版（**表2**）の診断基準を満たすものをアルツハイマー型認知症と診断しています．

　診断基準の基本概念としては，認知症状が緩徐に進行するために日常的・社会的生活に支障をきたすことを評価するということです．しかし，この「日常的・社会的生活に支障をきたす」という尺度には大きな

**表1　DSM-Ⅳによるアルツハイマー型認知症の診断基準**

A. 多彩な認知欠損の発現で，それは以下の両方により明らかにされる
　　(1)記憶障害（新しい情報を学習したり，以前に学習した情報を想起する能力
　　　　の障害）
　　(2)以下の認知障害の1つ（またはそれ以上）
　　　　(a)失語
　　　　(b)失行
　　　　(c)失認
　　　　(d)実行機能（計画の立案，組織化，順序立て，抽象化）の障害
B. 基準A(1)およびA(2)の認知欠損は，そのおのおのが社会的または職業的
　　機能の著しい障害を引き起こし，病前の機能水準から著しく低下している
C. 経過は，ゆるやかな発症と持続的な認知の低下により特徴づけられる
D. 基準A(1)およびA(2)の認知欠損は，以下のいずれによるものでもない
　　(1)記憶や認知に進行性の欠損を引き起こす他の中枢神経系疾患（例：脳血管
　　　　性疾患，パーキンソン病，Huntington病，硬膜下血腫，正常圧水頭症，
　　　　脳腫瘍）
　　(2)認知症を引き起こすことが知られている全身性疾患（例：甲状腺機能低下
　　　　症，ビタミン$B_{12}$または葉酸欠乏症，ニコチン酸欠乏症，高Ca血症，神
　　　　経梅毒，HIV感染症）
E. 認知欠損はせん妄の経過中にのみ現れるものではない
F. その障害は他の1軸の疾患（例：大うつ病性障害，統合失調症）ではうまく説
　　明されない

[American Psychiatric Association : Diagnostic and statistical manual version 1 Ⅳ.
Washington DC, 1994より作成]

問題があります．すなわち，そこには著しく個人差がありますし，科学
的根拠に基づいているわけでもありません．具体例をあげますと，田舎
で生活する高齢者で，仕事もしておらず身の回りのことだけがきちんと
できれば日常生活に支障がない場合，認知機能がかなり低下しないと日
常生活に支障をきたすとは判断されません．一方，会社の要職につき高
度な判断を要求される方だと，きわめて軽度な認知機能低下でも日常生
活に支障をきたすことになります．これらの診断基準は治療がなかった
時代に作成されたものであり，できる限り確実に診断しようとしたもの

### 表2　NINCDS-ADRDA Work Group によるアルツハイマー型認知症の診断基準

1)臨床的確診(probable AD)の診断基準
・臨床検査および mini-mental test, blessed dementia scale あるいは類似の検査で認知症が認められ, 神経心理学的検査で確認される
・2つまたはそれ以上の認知領域で欠陥がある
・記憶およびその他の認知機能領域で進行性の低下がある
・意識障害がない
・40歳から90歳の間に発病し, 65歳以後が最も多い
・記憶および認知の進行性障害の原因となる全身疾患や他の脳疾患がない

2)probable AD の診断は次の各項によって支持される
・特定の認知機能の進行性障害:言語の障害(失語), 動作の障害(失行), 認知の障害(失認)など
・日常生活活動の障害および行動様式の変化
・同様の障害の家族歴がある. 特に神経病理学的に確認されている場合
・臨床検査所見
髄液所見:通常の検査で正常
脳波所見:正常あるいは徐波活動の増加のような非特異的変化
CT:経時的検査により進行性の脳萎縮が証明される

3)AD 以外の認知症の原因を除外した後, probable AD の診断と矛盾しない他の臨床的特徴
・経過中に進行が停滞することがある
・抑うつ, 不眠, 失禁, 妄想, 錯覚, 幻覚, 激しい精神運動興奮, 性的異常, 体重減少などの症状を伴う
・特に進行した症例では筋トーヌスの亢進, ミオクローヌス, 歩行障害などの神経学的異常所見がみられる
・進行例では痙攣がみられることがある
・年齢相応な正常な CT 所見

4)probable AD の診断が疑わしい, あるいは probable AD らしくない特徴
・突発的な卒中発作
・神経学的局所症状:片麻痺, 知覚脱失, 視野欠損, 共同運動障害が病初期からみられる
・痙攣発作や歩行障害が発症時あるいはごく初期から認められる

5)臨床的疑診(possible AD)の臨床診断
・認知症症状が基盤にあり認知症の原因となる他の神経学的, 精神医学的, 全身

(次頁につづく)

**表2　つづき**

　　疾患がなく，発症，表現型，経過が典型的でない
　・認知症の原因となりうる他の全身疾患あるいは脳疾患が存在するが，現在の認
　　知症の原因となっているとは考えられない
　・単一の徐々に進行する重度の認知障害があり，他に明らかな原因がない（研究
　　を目的とする場合）
6）ADの確実な診断（definite）の基準は，probable ADの臨床診断基準と生検あ
　　るいは剖検による神経病理学的証拠に基づく
7）研究を目的とする場合，ADを次のようなサブタイプに分けるべきである
　・家族性発症
　・65歳以前の発症
　・trisomy-21を伴う
　・関連疾患（例えばパーキンソン病）を合併する

[McKhann G, Drachman D, Folstein M et al : Neurology **34** : 939-944, 1984より作成]


です．アルツハイマー型認知症の薬物治療が可能となった今日，より初
期の認知症の診断が求められ，科学的根拠に基づいた早期診断可能な診
断基準の作成が望まれます．
　なお，2011年NINCDS-ADRDAの診断規準が改訂されました[9〜11]．
特徴は，アルツハイマー型認知症の前段階である無症状期の診断基準も
加えられていることです．DSM-5の診断基準も研究目的であり，かか
りつけ医の日常臨床で用いるものではないので，情報提供のみにとどめ
ます．

## J. アルツハイマー型認知症の薬物療法

### 1. 中核症状への治療

　これからのアルツハイマー型認知症の治療戦略として大切なことは，
早期診断・早期治療です．現在のアリセプト治療はまだまだ，認知症が

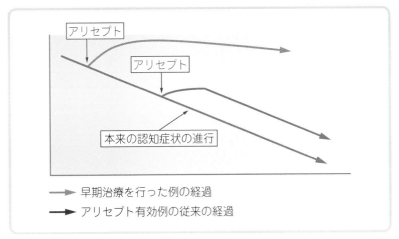

図18　アリセプトをより有効に使うための方法

かなり進行した状態（中等度以上のことが多い）でなされていることが多いです．このため，長期効果が得られず，認知症状の改善も十分ではないのです．そこで，**図18**のようにより早期の段階で治療を開始すれば，より長期に改善を期待することができます．実際，欧米できわめて早期のアルツハイマー型認知症の治療をしたところ，**図19**のごとく，最も改善してほしい症状である認知機能の改善が顕著であったというデータが得られています．

　2010年10月に「認知症疾患治療ガイドライン2010」が発行され，2017年に改訂版が出されました[12]．ガイドラインで推奨グレードAとして示されている薬剤を中心に，治療の実際を紹介します．

### a) コリンエステラーゼ阻害薬による治療
### ①ドネペジル（商品名：アリセプト）

　中核症状への治療薬として厚生労働省からはじめて認可された薬剤は，アルツハイマー型認知症に対するアリセプト（一般名：ドネペジル塩酸塩）です．アリセプトはコリンエステラーゼ阻害薬で，アセチルコリンの分解を遅らせ，脳内のアセチルコリン濃度の低下を防ぐ薬です．

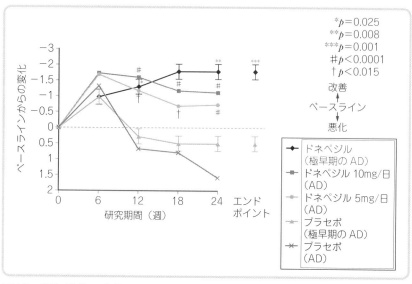

**図19　認知機能の変化**

認知機能が特に改善

[Rogers SL et al：Neurology **50**：136，1998：Seltzer B et al：Arch Neurol **61**：1852，2004より作成]

　アルツハイマー型認知症では脳内のアセチルコリン濃度が低下し，このために記憶障害が出現します．このような作用機序から根本治療薬ではなく，対症療法薬という位置づけになります．

　**図20**のごとく，アリセプトによる治療では一定期間改善を示しますが，1年を経過するころから徐々に症状は進行してきます．しかし，これはあくまで集団としてみた場合の平均値であり，個々の症例では経過は多様です．自験例での有効性をまとめますと，49％（21例）に改善がみられ，不変が35％（15例），悪化7％（3例），中止9％（4例）でした（**図21**)[2]．この結果は，国内におけるその他の報告とも一致しています．改善例の中には，行きつけの店へも買い物に行けなくなった74歳の女性が，アリセプト内服により忘れずに覚えていることが多くなっただけではなく，幼稚園の先生をしている娘さんの仕事の手伝いをきちんとできるようになったという著効例もあります．また，現在，アリセプ

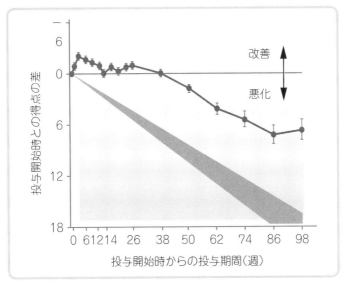

**図20 アリセプトの長期効果を ADAS-cog（Alzheimer's disease assessment scale-cognitive subscale）で評価した結果**

[Rogers SL et al：Eur Neuropsychopharmacol **8**：67，1998より作成]

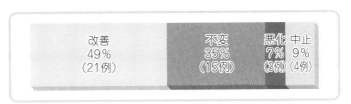

**図21 アリセプト自験例のまとめ**

トは軽度から中等度のアルツハイマー型認知症が適応となっていますが，高度例でも有効な例があります．

　われわれは，会話がほとんどかみあわなくなった高度のアルツハイマー型認知症で，アリセプトの投与により意欲的となって会話の内容もかみあうようになり，さらに絵を描けるようになった症例を経験しました．最初は絵といっても色を塗りつぶすだけでしたが，次第に線が描け，次いで丸が描けるようになり，形を成すようになったのです（**図22**）．そ

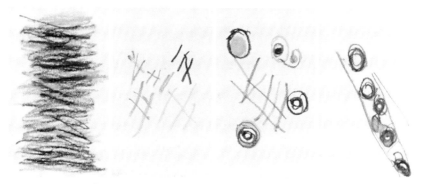

図22　アリセプト投与により認められた絵の変化（短期効果）

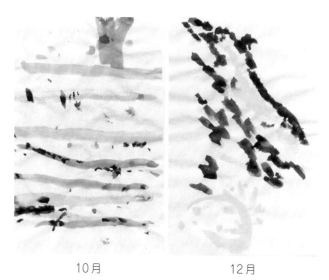

10月　　　　　　　　　　　12月

図23　アリセプト投与により認められた絵の変化（長期
　　　効果）

の後，3年を経過した現在も絵を続けて描いていて，しかもクレヨンか
ら絵の具へと，使う道具にも進歩がみられています（**図23**）[13]．
　不変例が35％ですが，従来の考え方からすると不変例は無効例と考
えられていました．しかし，アルツハイマー型認知症のような進行性の
病気では，不変というのも進行を抑制できている可能性があると考えま

す. 不変例も無効と考えず, 治療を継続する必要があると考えています.

　以上のようなデータを紹介すると, よくかかりつけ医の先生からそのデータのようには「効かない」,「改善例がもっと少ない」という声を聞きます. しかし, 筆者の経験でも, アリセプトを初回に投与して, 次の外来で患者さんや家族に経過を尋ねると, 約2割程度しか自分から「よくなりました」と言われる方はおられません.

　筆者は, この約2割の方は著効例であると考えています. その他の方は, 大部分が「お薬を飲んでいかがでしたか?」と尋ねると, たいてい「変わりありませんでした」と最初は答えられます. これで,「あぁ, そうですか. 変わりありませんでしたか」で終わってしまうと, これらが皆不変例になってしまいます. 筆者は, 以下のように必ず具体的に聞いてみるようにしています (図24). たとえば, 記憶に関しては「同じことを聞き返す頻度が減少していませんか?」, 意欲については「意欲的に何かに取り組むようになったようなことはありませんか?」. しばしば, 認知症患者さんは出不精になるので,「買い物に出かけるなど外出の機会が増えていませんか?」というようにです.

　その他,「トイレでしくじる回数が減ったとかはありませんか?」など比較的頻度の多い改善例を具体的にあげて聞くことにしています. そうすると, 最初は「特に変わりありません」と答えた家族が,「そういえば, 忘れて聞き返す頻度が少なくなっていますね」,「自分から台所仕事の手伝いを進んでするようになりました」,「先日, 私が何も言わないのに, 自分から庭へ出て草とりをしていました」,「トイレでしくじる回数が減りましたね」など, 変化に気づいて話されることが多くあります.

　本人も家族も, アリセプトの薬物効果を何をもって評価してよいかわかっていないのです. 実際効果が出ているケースを多く見落としている可能性があり,「変わりない」と答えられても, ぜひ2〜3の具体例をあげて聞いてみてください. そうすれば, 今よりもっと多くの改善例を見出せると考えています. 薬剤による治療評価は, 臨床的な効果判定が最も重要なので, 参考にしてください.

　アリセプトの治療経過についてですが, 1年程度は改善効果がみられ

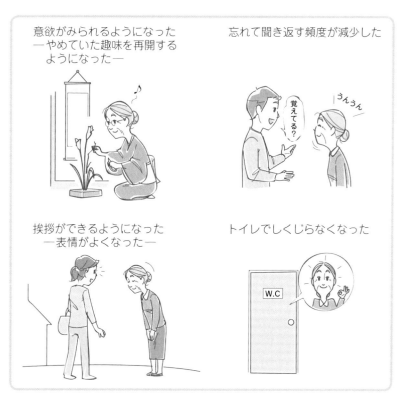

意欲がみられるようになった
―やめていた趣味を再開する
ようになった―

忘れて聞き返す頻度が減少した

挨拶ができるようになった
―表情がよくなった―

トイレでしくじらなくなった

**図24　アリセプトによる症状改善の具体例**
［浦上克哉ほか：診療と新薬**37**：1087，2000より作成］

るが，それを過ぎると徐々に悪化してくるといわれています．そのため，全例がそのような経過をとると思われている傾向があります．しかし，全例がそうなのではなく，**図25**のごとく経過はさまざまです．経過のよいケースでは，かなり長期にわたってよい経過を維持できています．また，高度アルツハイマー型認知症への適応拡大が認可されて，10 mg錠が使用できるようになりましたので，今後改善効果の延長が期待されます．

【アリセプト D 錠（一般名：ドネペジル塩酸塩口腔内崩壊錠）の活用】

　**図26**のごとく，実際に多くは1年程度を経過してくると徐々にもの忘れが増えてきます．有効に使うためのひとつの手段としてあげられる

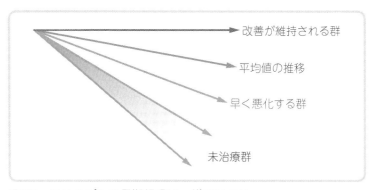

**図25　アリセプトの長期経過は一様ではない**

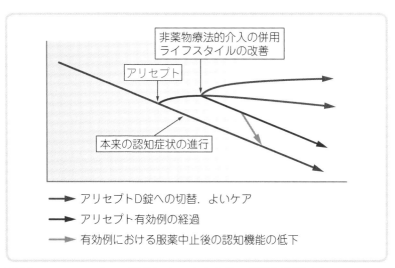

**図26　アルツハイマー型認知症の臨床症状の経過と期待される
　　　　アリセプトの効果**

［高橋　智ほか：臨牀と研究**77**：1084，2000より作成］

のが，口腔内崩壊錠であるアリセプトD錠の処方です．アリセプトD
錠は，アルツハイマー型認知症患者さんの服薬支援を目的に「つまみや
すさ」，「飲み込みやすさ」などの工夫がされています．
　実際に，アルツハイマー型認知症のアリセプト治療中に，服薬ができ
ていないケースは意外と多いものです．外来通院中のアルツハイマー型

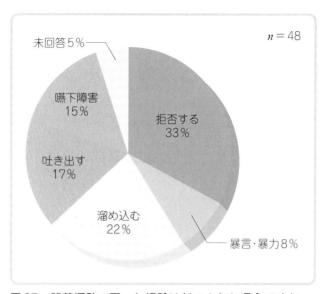

**図27　服薬援助の困った経験はどのような場合ですか**

［藤本直規（監）：滋賀痴呆ケア・ネットワークを考える会 おくすりのアンケートより作成］

認知症の患者さんで，症状が悪化してきて，家族から「何かほかに有効な薬はありませんか？」などとよく相談を受けます．その際，詳しく服薬状況を確認してみると，薬の飲み忘れや薬が内服できていないことがわかることが少なくありません．理由は，**図27**のように服薬を拒否する，薬を口の中に溜め込む，そして吐き出してしまう，などが多いのです．

　医師が思っているほど，患者さんの薬のアドヒアランスはよくないのです．また，もの忘れの症状が増えて，そのために薬を飲み忘れる，そしてさらにもの忘れが増えるという悪循環に陥っているケースもかなりあります．そこで，ひとつの方法としてアリセプトからアリセプト D 錠への切り替えが考えられます．アリセプト D 錠に切り替えてからはじめて家族から「実はこれまであまり薬がきちんと飲めていなかったんです．後から飲むと言ってそのまま飲み忘れていたり，口に入れても飲み込まず溜め込み，自分が見ていないところで吐き出したりしていたよ

うなのです. アリセプトD錠に切り替えていただいて, 口に溜め込んでいてもそのまま溶けるし, とてもよくなりました」と話してくださることがよくあります. それまでのアドヒアランス不良な状況を, 実は遠慮して(?)医師に伝えていないことがよくあり, 変更してはじめて気づくことが多いことに驚きました. このため, アリセプトD錠への切り替え後にまた症状が改善してくることをしばしば経験します. アリセプト錠の処方で症状が悪化していっている患者さんに, アリセプトD錠への変更は試してみていただきたい方法のひとつです.

　中村らは, アルツハイマー型認知症患者さんと介護者にアリセプトD錠の服薬感についてアンケート調査を行ったところ, 44％が「服薬しやすくなった」と回答し, 100％が「今後も服薬を続けたい」と答えたと報告しています[14]. 今井らは, アリセプトD錠を利用することで, 介護者家族の負担を軽減する可能性を指摘しています[15].

## 【内服ゼリーの活用】

　服薬を拒否される方, 嚥下困難があり内服が難しい方などには, 内服ゼリーが有効な可能性があります. 服薬を拒否される方のなかには, ゼリーは甘いので喜んで飲まれるようになる場合もあります. 嚥下困難があり内服が難しい方などでは, ゼリーが飲み込みやすくて喜ばれるケースもあります.

## 【アリセプト10mgの効果】

　アリセプトが10mgまで増量可能になっていますが, あまり投与されていないのが現状です. なぜ, 投与されていないか聞いてみると,「どのタイミングで増量すればよいかわからない」,「10mgに増量しても, それほど効果はないのではないか?」,「倍量になるので副作用が心配だ」などの理由から投与を躊躇していることがわかりました. アリセプト10mg投与は, 高度アルツハイマー型認知症が適応となっており, 図28に示すような症状が出てきたら考慮すべきと紹介されています. ただ, 筆者らの経験では, このような症状が出てきた症例に使ったところ図29のごとく改善効果がみられませんでした. 一方, もう少し軽い段階の症例に投与したところ図30のごとく著効がみられました. 筆者

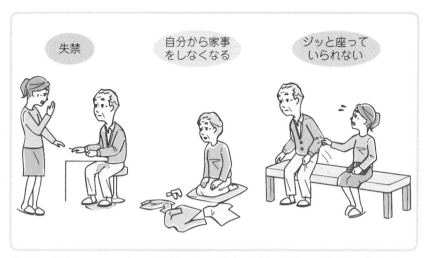

図28 高度アルツハイマー型認知症に対するドネペジルの増量のポイント

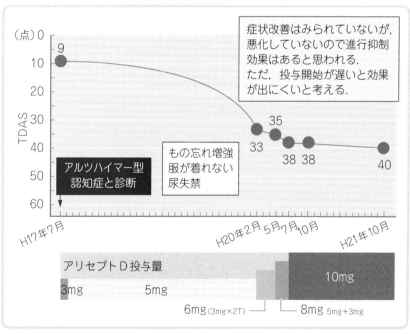

図29 70歳代男性（アルツハイマー型認知症）

平成17年ころよりもの忘れ

[浦上克哉：認知症よい対応・わるい対応，日本評論社，東京，2010より引用]

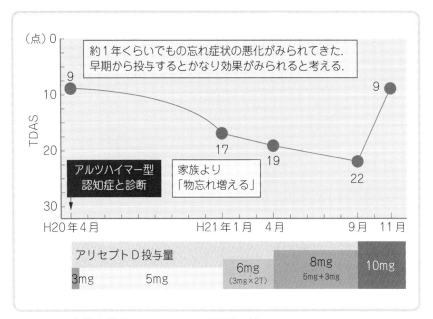

**図30　70歳代女性（アルツハイマー型認知症）**
平成20年ころよりもの忘れ
［浦上克哉：認知症よい対応・わるい対応，日本評論社，東京，2010より引用］

　らは，このような経験から10mg増量を早めに考えたほうがよいと思っています．実際このように早めに投与すれば，改善効果を実感できる症例があり，2番目の疑問にも回答となっています．副作用については，確かに5mgの際より10mgは多いと報告されていますが，微調整をすれば一時的な副作用が出現しても投与可能な症例は多いです．微調整とは，10mgで副作用が出た場合，8mg（5mgと3mgを内服）に減量して様子をみて，改善してきたらまた10mgに戻す，あるいは8mgからさらに6mg（3mgを2錠内服）まで下げて様子をみて，改善したら8mg，さらに10mgと戻していくという方法です．このようなきめ細かい対応をすれば，おおむね副作用なく10mgの継続投与が可能となります．
　増量を検討する際に重要なことは認知症の症状の評価です．介護をす

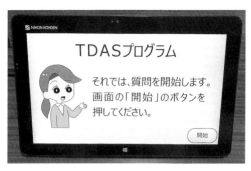

図31 TDAS

る家族からの情報は重要なのですが，それだけでは不十分です．家族の多くは，介護者を困らせるBPSDがなければ悪くなっていないと判断することが多いのです．BPSDは出ていなくても中核症状は悪化している場合もあります．中核症状の客観的評価が，適切な治療を行ううえで重要と考えます．ただ，これまでかかりつけ医に推奨できる客観的評価スケールがありませんでした．筆者らが開発した評価スケールであるタッチパネル式認知症治療評価スケール（TDAS）を紹介します．TDASは，従来ある認知症の治療評価法であるAlzheimer's disease assessment scale（ADAS）を一部改編してタッチパネル式コンピューターで使用できるようにしたものです．ADASは世界的に信頼性の得られている方法でありますが，実施にあたって専門職（臨床心理士ほか）が必要で，かつ実施時間も1時間程度かかるもので臨床現場での使用がきわめて難しいものでした．そこで，筆者はタッチパネル式コンピューターを用いて，専門職でなくても可能で，所要時間も20分程度で可能なものを開発しました（**図31**）[16]．これは，従来のADASとよく相関を示すことを確認しており，臨床現場で活用いただけるものです．

②**ガランタミン（商品名：レミニール）**

　2011年1月に承認された薬で，軽度および中等度のアルツハイマー型認知症を対象とした薬剤です．前述のアリセプトと同じアセチルコリンエステラーゼ阻害作用という機序で働きます．本剤のアリセプトと異

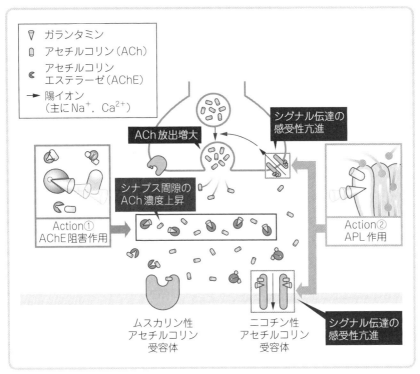

凡例:
- ガランタミン
- アセチルコリン（ACh）
- アセチルコリンエステラーゼ（AChE）
- → 陽イオン（主にNa⁺，Ca²⁺）

ACh放出増大

シグナル伝達の感受性亢進

シナプス間隙のACh濃度上昇

Action①
AChE阻害作用

Action②
APL作用

ムスカリン性アセチルコリン受容体

ニコチン性アセチルコリン受容体

シグナル伝達の感受性亢進

**図32　薬理作用：デュアルアクション**

［下濱　俊：老年精医誌 **15**：1077-1090，2004より作成］

なる点は，アセチルコリンエステラーゼ阻害作用としてムスカリン性ア
セチルコリン受容体だけでなく，ニコチン性アセチルコリン受容体にも
増強作用を有しており，認知機能改善効果がより期待されるところです
（**図32**）．海外での臨床試験のデータですが，ADAS-cogで有意な改善
が長期的に維持されていることが示されています（**図33**）．興味深い
データとして，脳血管障害を伴うアルツハイマー型認知症により有効な
可能性が示されています（**図34**）．わが国では脳血管障害を合併したア
ルツハイマー型認知症が多いので，効果が期待されるところです．投与
方法としては，1日2回8 mg（4 mg×2）の投与から開始し，4週間後
に16 mg（8 mg×2）に増量します．また，効果をみて1日24 mgまで

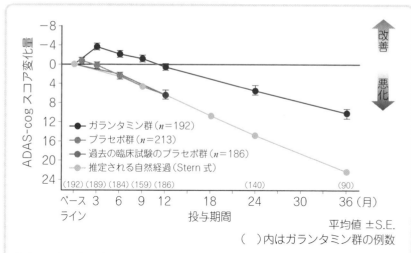

対象：軽度～中等度のアルツハイマー型認知症患者194例
方法：プラセボ対照無作為化二重盲検比較試験においてガランタミン24mg/日
　　　または32mg/日※の投与を受け，続くオープンラベル延長試験（それぞれ
　　　6ヵ月間，9ヵ月間）を完了した患者に，ガランタミン24mg/日を1日2回
　　　24ヵ月間継続投与し，認知機能に及ぼす影響をADAS-cogで評価した.
　　　なお，12ヵ月以降のプラセボ群のADAS-cogの推移は，過去の臨床試
　　　験のプラセボ群（Torfsら）から背景が近似した患者のデータを用い，
　　　Sternらの方法により数学的に推定した.
※：通常，成人にはガランタミンとして1日8mg（1回4mgを1日2回）から開始
　　し，4週間後に1日16mg（1回8mgを1日2回）に増量し，経口投与する．な
　　お，症状に応じて1日24mg（1回12mgを1日2回）まで増量できるが，増量
　　する場合は変更前の用量で4週間以上投与したのちに増量する.

**図33　アルツハイマー型認知症患者におけるガランタミンの3年間投与時の
　　　　認知機能への効果（海外データ）**

[Raskind MA et al：Arch Neurol **61**：252-256，2004より引用]

　増量が可能です．剤形としては，錠剤，口腔内崩壊錠，内用液の3種類
があります．1日2回の内服処方であり，服薬管理が難しい場合には，
1日1回の他剤の選択が望ましいと考えます.

**③リバスチグミン（商品名：リバスタッチパッチ，イクセロンパッチ）**

　2011年5月に承認された薬で，軽度および中等度のアルツハイマー
型認知症を対象とした薬剤です．前述のアリセプトと同じアセチルコリ

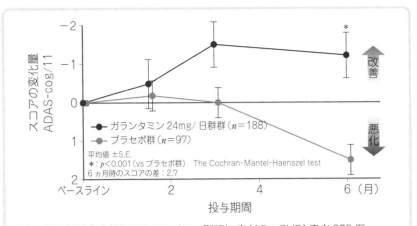

対象：脳血管障害を伴うアルツハイマー型認知症（AD＋CVD）患者285例
方法：ガランタミン24mg/日またはプラセボに無作為に割り付け，1日2回6ヵ
　　　月間経口投与したときの認知機能をADAS-cog/11で評価した．なお，
　　　ガランタミン群は4mg/日で投与を開始し，1週間毎に4mg/日ずつ，24
　　　mg/日まで増量した※．
※：通常，成人にはガランタミンとして1日8mg（1回4mgを1日2回）から開始
　　し，4週間後に1日16mg（1回8mgを1日2回）に増量し，経口投与する．な
　　お，症状に応じて1日24mg（1回12mgを1日2回）まで増量できるが，増量
　　する場合は変更前の用量で4週間以上投与したのちに増量する．

**図34　脳血管障害を伴うアルツハイマー型認知症患者の認知機能に対する効
　　　　果（海外データ）**

[Erkinjuntti T et al：Lancet **359**：1283-1290, 2002，Erkinjuntti T et al：J
Psychopharmacol **22**：761-768, 2008より引用]

ンエステラーゼ阻害作用という機序で働きます．本剤のアリセプトと異
なる点は，アセチルコリンエステラーゼ阻害作用のみならずブチリルコ
リンエステラーゼ阻害作用を有していることで，ブチリルコリンエステ
ラーゼ阻害作用によりアセチルコリン減少を抑制し，認知機能改善効果
がより期待されるところです（**図35**）．わが国での臨床試験のデータで
すが，18mg投与群において ADAS-Jcog の有意な改善が示されてい
ます（**図36**）．さらにこの薬の特徴は貼り薬である点です．嚥下困難が
あり内服が難しい方，服薬管理が難しい方にはお勧めです．口絵に示す
ごとく本剤は，日付を書くことができます．患者本人が実は内服を忘れ

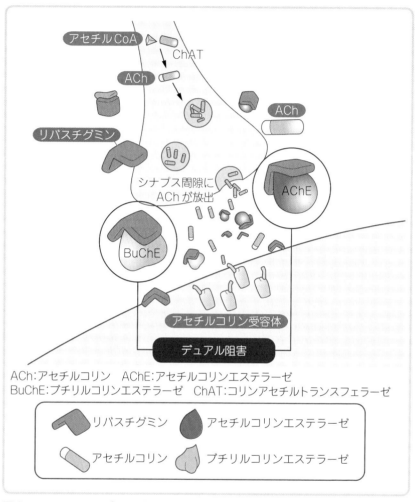

アセチル CoA

ChAT

ACh

ACh

リバスチグミン

シナプス間隙に
ACh が放出

AChE

BuChE

アセチルコリン受容体

デュアル阻害

ACh:アセチルコリン　AChE:アセチルコリンエステラーゼ
BuChE:ブチリルコリンエステラーゼ　ChAT:コリンアセチルトランスフェラーゼ

リバスチグミン　　アセチルコリンエステラーゼ

アセチルコリン　　ブチリルコリンエステラーゼ

**図35　イクセロンパッチ（リバスチグミン）の作用機序**

ているのに，「内服した」と言いはる場合があり，内服薬ではこれを確認することができません．しかし本剤のような貼り薬で日付を書くことができれば，第三者が確認をすることが可能です．他の内服もあり，この薬剤だけが貼り薬では意味がないという声も聞きます．ただ，認知症の患者は従来飲んでいる他剤はすでに習慣化しているので忘れませんが，新たに追加された薬だけは忘れるということがあります．このよう

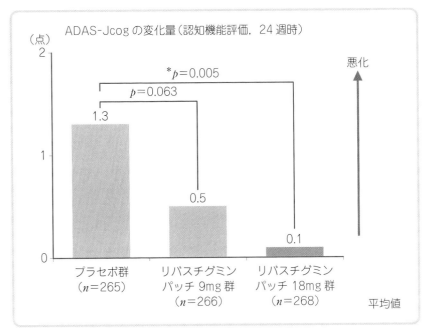

ADAS-Jcog の変化量（認知機能評価，24週時）

図36　アルツハイマー型認知症患者に対するリバスチグミンパッチの有用性
（国内後期第Ⅱ相／第Ⅲ相試験）

[Nakamura Y : Dement Geriatr Cogn Disord Extra **1** : 163-179, 2011 より作成]

な認知症という病気の特徴を考えると，この薬剤のみ貼り薬でも，価値
はあるといえます．国内の臨床試験の際のアンケート調査でも介護者が
使いやすいという印象をもっていることが示されました（**図37**）．副作
用として，貼り薬ならではの皮膚症状がありますが，軽度なものであり，
貼る位置を工夫すればあまり問題にならないと思います．貼る位置のア
ドバイスを図で示します（**図38**）．高齢者の場合は皮膚瘙痒症の方が多
く，初診時に早くこの病態を発見し，投与開始までに皮膚症状を改善し
ておくことも重要です．副作用が出てから，背景にこの病態があること
がわかった場合でも，併行して保湿剤などによる加療をすることをお勧
めします．
　2017年7月に新たな剤形が発売され，皮膚への刺激が少なくなり，
より使いやすい製剤となっています．

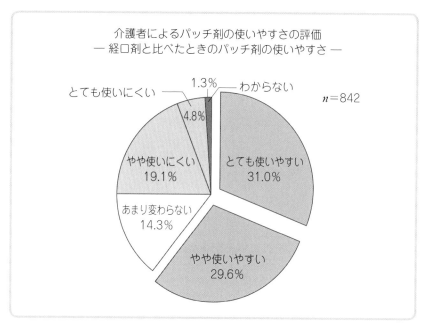

介護者によるパッチ剤の使いやすさの評価
— 経口剤と比べたときのパッチ剤の使いやすさ —

$n=842$

図37 アルツハイマー型認知症患者に対するリバスチグミンパッチの有用性
（国内後期第Ⅱ相／第Ⅲ相試験）

[Nakamura Y：Dement Geriatr Cogn Disord Extra **1**：163-179, 2011より作成]

　本剤は剤形が4.5 mg，9 mg，13.5 mg，18 mgの4種類があり，1
日1回投与します．4.5 mgから使用を開始し，4週間後に9 mg，さら
に4週間後に13.5 mgと増量し，さらに4週間後に最終的に18 mgに
増量し，以後継続して投与を行います．問題点としては，18 mgの常
用量に達するまでに3ヵ月を要することです．しかし，ゆっくりと増量
するので副作用が出にくいという長所もあります．その後，9 mgから
開始し18 mgへ増量という，4.5 mgや13.5 mgを省略しても大丈夫と
いう報告がなされました．急がれる場合には，このような増量方法も可
能です．

お薬による皮膚症状を予防・軽減するために，お薬の貼る場所の順番を決めておきましょう.
一度貼った場所にはなるべく2週間（14日間）以上空けてから貼るようにしましょう.

-----------------------------------【貼る順番（例）】-----------------------------------

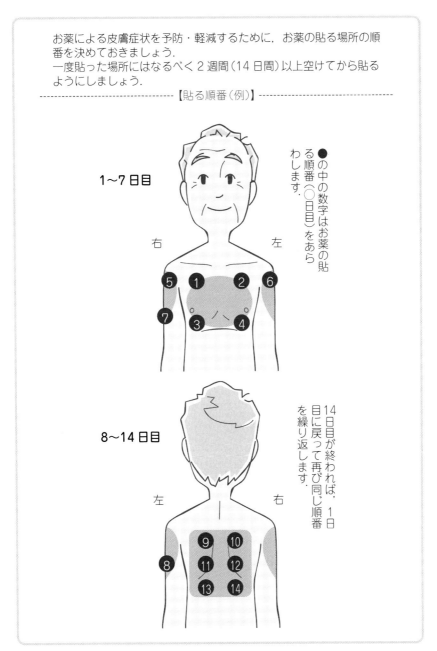

1～7日目

右　　　左

● の中の数字はお薬の貼る順番（○日目）をあらわします.

8～14日目

左　　　右

14日目が終われば，1日目に戻って再び同じ順番を繰り返します.

図38　リバスチグミンパッチを貼る場所

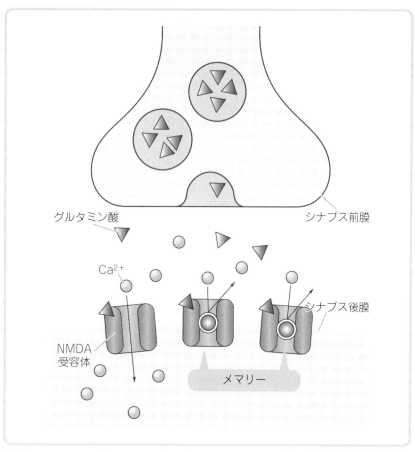

図39 メマリー（メマンチン）の作用機序
［第一三共 承認評価資料より引用］

## b) NMDA受容体拮抗薬

### ①メマンチン（商品名：メマリー）

2011年1月に承認された薬です．これまで紹介した2剤が軽度から中等度のアルツハイマー型認知症を対象としていたのと異なり，中等度から高度のアルツハイマー型認知症を対象としています．本剤は作用機序も前記3剤とは異なりNMDA受容体拮抗薬です（**図39**）．グルタミン酸がNMDA受容体に作用すると，カルシウムが流入し細胞を障害し

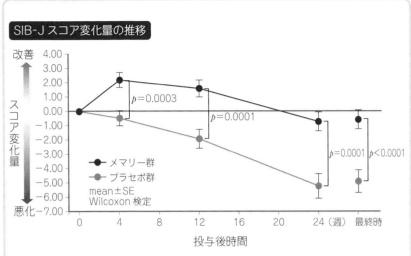

**SIB-Jスコア変化量の推移**

投与4週後以降,メマンチン塩酸塩群はプラセボ群に対して有意に進行を抑制
した.すなわち,投与24週後評価のプラセボ群とメマンチン塩酸塩群のスコア
変化量の差は4.53点であり,両群間に有意差が認められた(解析対象:368例,
$p=0.0001$,Wilcoxon検定).また最終時*においてもSIB-Jスコアの変化量は,
メマンチン塩酸塩群が-0.42点,プラセボ群が-4.87点であり両群間に有意差
が認められた(解析対象:424例,$p<0.0001$,Wilcoxon検定).(*最終時:
中止,脱落例については,その時点での評価を最終データとして評価した)

## 図40 メマリーの認知機能に対する効果

[中村　祐ほか:老年精医誌 **22**:464-473,2011より引用]

ます.メマリーは,NMDA受容体拮抗薬として働いてカルシウムの流
入を防ぎ神経細胞を保護すると考えられています.このため前記3剤の
なかでの併用はできませんが,この薬剤は前記3剤との併用も可能で
す.これまで,アリセプト10mgまで増量し効果がみられていました
が,その後さらに進行した症例では,薬剤の選択肢がありませんでした.
本剤が使えるようになり,さらに進行した症例にも治療ができるように
なりました.欧米での臨床試験のデータでは高度アルツハイマー型認知
症に対して,アリセプト単独の場合よりアリセプトに加えてメマリーを
併用した群で,より有意に長い期間有効性が維持されていることが示さ
れています(**図40**).特に言語機能,実行機能の改善が報告されており,

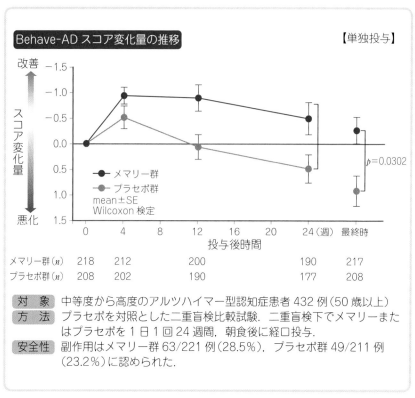

図41　メマリーの行動・心理症状（BPSD）に対する効果

［第一三共　承認評価資料より引用］

生活面に直結する症状の改善が期待されます．剤形としては5mg，10mg，20mgとあり，1日1回5mgから使用を開始し，その後1週間ごとに5mgずつ増量し，10mg，15mg，20mgとして継続投与とします．本剤の特長としては，高度症例に効果があることに加えて，BPSDにも効果があることがあげられます．海外での臨床試験の結果でも，図41に示すごとくBehave-ADで改善がみられ，攻撃性や行動障害の改善が期待されます．高度症例ではしばしばBPSDがみられ，抗精神病薬などの投与が必要となりますが，メマリーの投与により抗精神病薬の使用を減らせる可能性が考えられます．ただ一方で，BPSDがほ

とんどない症例で，逆に過鎮静になることがあり注意が必要です．副作用として，浮動性めまいがあることも報告されています．

　メマリー併用は中等度の症状になったときということになっていますが，そのタイミングがよくわからないというご質問をよくいただきます．FASTのStage（**表3**）の中等度に該当するかどうかみていただくのがよいので，筆者はFAST Stageに従ってかかりつけ医に外来で使いやすい「いまの状態みるしるシート」を作成しました（**図42**）．コリンエステラーゼ阻害薬に併用することにより，より長期に悪化を防ぐことが可能となります（**図43**，**図44**）．

## c) 高齢者の薬物療法の注意点

　高齢者は多くの薬物療法を受けており，その副作用として中枢神経系の症状をきたすことがまれではありません．日本老年医学会で調査した，投与に注意が必要な薬剤を**図45**にまとめました．これらの薬剤はいずれも認知機能に影響し，また認知症と間違われる可能性がありますので，投与を中止あるいは減量してみる必要があると思われます[17]．

### 〈処方の実例〉

**その1** 軽度から中等度アルツハイマー型認知症例（73歳，女性）

　　　アリセプト　（3 mg）　1錠　朝1回　1〜2週間
　　　　　　　　　　　　　　⬇
　　　アリセプト　（5 mg）　1錠　朝1回　に増量

主訴：もの忘れ

　平成13年ころからもの忘れに気づかれ，平成14年6月23日受診．HDS-R20点，MMSE23点，MRIで軽度の側脳室下角の拡大あり，SPECTで軽度の側頭葉および頭頂葉の血流低下あり．軽度のアルツハイマー型認知症と診断し，アリセプト（3 mg）1錠を開始した．2週間投与して副作用を認めないので，5 mg錠に増量した．5 mg錠でも副作用を認めず，同じことを聞き返す頻度が減少するなどの記憶力の改善，新聞を読もうとするようになるなど意欲の改善もみられた．

## 表3 FASTのStage

| FAST Stage | 臨床診断 | FASTにおける特徴 |
|---|---|---|
| 1 | 正常 | 主観的および客観的機能低下は認められない |
| 2 | 年齢相応 | 物の置き忘れを訴える喚語困難 |
| 3 | 境界状態 | 熟練を要する仕事の場面では機能低下が同僚によって認められる<br>新しい場所に旅行することは困難 |
| 4 | 軽度のAD | 夕食に客を招く段取りをつけたり，家計を管理したり，買い物をしたりする程度の仕事でも支障をきたす |
| 5 | 中等度のAD | 介助なしでは適切な洋服を選んで着ることができない<br>入浴させるときもなんとかなだめすかして説得することが必要なこともある |
| 6 | やや高度のAD | (a)不適切な着衣<br>(b)入浴に介助を要する<br>(c)トイレの水を流せなくなる<br>(d)尿失禁<br>(e)便失禁 |
| 7 | 高度のAD | (a)語彙が最大限約6語となる<br>(b)理解しうる語彙がただ1つの単語となる<br>(c)歩行能力の喪失<br>(d)着座能力の喪失<br>(e)笑う能力の喪失<br>(f)昏迷および昏睡 |

[Reisberg B：Ann NY Acad Sci **435**：481-483, 1984より引用]

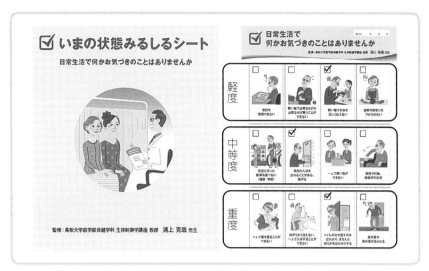

**図42　いまの状態みるしるシート**

［浦上克哉：いまの状態みるしるシート，第一三共より引用］

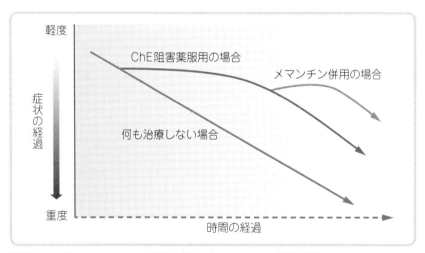

**図43　コリンエステラーゼ阻害薬とメマンチンの併用効果**

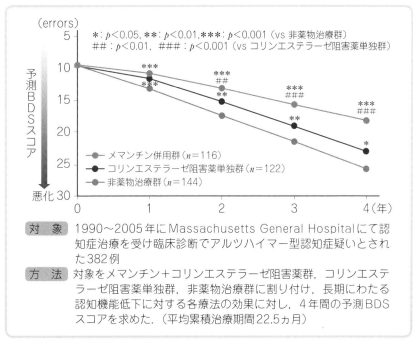

図44 メマンチンとコリンエステラーゼ阻害薬の併用による認知機能の長期的経過と効果予測（海外データ）

[Wilkinson D：Int J Geriatr Psychiatry **27**：769-776, 2012より引用]

| 1．排尿障害 | 3．誤嚥性肺炎 |
|---|---|
| オキシプチニン（頻尿治療薬）の抗コリン作用による尿閉 | 睡眠導入薬，抗不安薬，抗精神病薬，アルコール |
| 三環系抗うつ薬のアミトリプチリンやイミプラミン | H₂ブロッカーやプロトンポンプインヒビターは，胃酸分泌を低下，殺菌作用を低下 |
| フェノチアジン系の抗精神病薬 | |
| 抗パーキンソン薬のトリヘキシフェニジル | 4．せん妄 |
| | 睡眠導入薬，βブロッカー，ジギタリス，抗コリン薬，L-ドーパ プロモクリプチン，三環系抗うつ薬，リチウム，H₂ブロッカーなど |
| 2．転倒・骨折 | |
| 睡眠導入薬，三環系抗うつ薬，抗不安薬，抗精神病薬 | |
| 降圧薬による過度の降圧 | |

図45 薬剤起因性老年症候群

**その2** 口腔内崩壊錠を使用した軽度から中等度アルツハイマー型認知症例（76歳，女性）

アリセプト D （3 mg） 1錠　朝1回　1～2週間
⬇
アリセプト D （5 mg） 1錠　朝1回　に増量

主訴：もの忘れ

　平成18年ころからもの忘れに気づかれ，平成19年7月25日受診．HDS-R22点，MMSE22点，MRIで軽度の側脳室下角の拡大あり，SPECTで後部帯状回と側頭葉の軽度の血流低下あり．軽度のアルツハイマー型認知症と診断し，アリセプト D 錠（3 mg）1錠を開始した．2週間投与して副作用を認めないので，D 錠（5 mg）1錠に増量した．5 mgでも副作用を認めず，何度も電話をする回数が減少するなどの記憶力の改善，庭の草とりを自発的にするようになるなど意欲の改善もみられた．

**その3** アリセプト錠（5 mg）からアリセプト口腔内崩壊錠（5 mg）に変更したアルツハイマー型認知症例（71歳，男性）

主訴：もの忘れ

　平成13年ころからもの忘れに気づかれ，平成15年8月16日受診．HDS-R15点，MMSE17点，MRIで軽度の側脳室下角の拡大あり，SPECTで側頭葉および頭頂葉の血流低下あり．中等度のアルツハイマー型認知症と診断し，アリセプト錠（5 mg）1錠を開始し約2年内服をしていたが，徐々にもの忘れが進行した．HDS-R11点，MMSE13点であった．薬の服薬状況を確認すると，内服がきちんとできていないことがわかった．口の中に溜め込み飲み込まない，吐き出してしまう，ということがわかり，アリセプト D 錠（5 mg）1錠に変更した．それにより，内服が容易となり，一時悪化した症状がまた改善する傾向がみられた．HDS-R13点，MMSE16点となった．

**その4** 口腔内崩壊錠を使用した高度アルツハイマー型認知症例（81歳，女性）

アリセプト D （3 mg） 1 錠 朝1回 1～2週間
↓
アリセプト D （5 mg） 1 錠 朝1回 4週間
↓
アリセプト D （5 mg） 2 錠 朝1回
注：10 mg錠が使用できれば10 mg1錠でよい.

主訴：もの忘れ

　平成17年ころからもの忘れに気づかれたが，年のせいと考え受診にいたらなかった．もの忘れが進行し，日常生活に著しく支障をきたすようになり，平成20年1月30日受診．HDS-R7点，MMSE12点，MRIで高度の側脳室下角の拡大あり，SPECTで前頭葉，側頭葉および頭頂葉の顕著な血流低下あり．高度のアルツハイマー型認知症と診断し，アリセプト D錠（3 mg）1錠を開始した．2週間投与して副作用を認めないので，D錠（5 mg）1錠に増量した．5 mgでも副作用を認めなかったが改善効果もなかったので，D錠（5 mg）2錠を投与した．記憶力の明らかな改善はみられていないが，テレビをみるなど意欲の改善があり，落ち着いて生活されている．

**その5** 軽度アルツハイマー型認知症例で消化器系副作用（胃腸症状）対策の処方例（83歳，女性）

アリセプト D （3 mg） 1 錠 朝1回 1～2週間
↓
アリセプト D （5 mg） 1 錠 朝1回 に増量
セルベックス （50 mg）1 錠 朝1回 併用

主訴：もの忘れ

　平成17年ころからもの忘れに気づかれ，平成18年2月17日受診．HDS-R21点，MMSE22点，MRIで軽度の側脳室下角の拡大あり，SPECTで後部帯状回，側頭葉および頭頂葉の血流低下あり．軽度の

アルツハイマー型認知症と診断し，アリセプトD錠（3 mg）1錠を開始した．アリセプトD錠（3 mg）処方中，胃もたれ感と軽度の食欲低下がみられたため，D錠（5 mg）増量時にセルベックス（一般名：テプレノン，50 mg）1錠を併用したところ，胃もたれ感や食欲低下はみられず内服ができた．

**その6** 中等度アルツハイマー型認知症例で消化器系副作用（嘔気，嘔吐症状）対策の処方例（77歳，男性）

アリセプトD　（3 mg）　1錠　朝1回　1〜2週間
↓
アリセプトD　（5 mg）　1錠　朝1回　に増量
プリンペラン　（5 mg）　1錠　朝1回　併用

主訴：もの忘れ

　平成15年ころからもの忘れに気づかれ，平成17年6月9日受診．HDS-R18点，MMSE17点，MRIで軽度の側脳室下角の拡大あり，SPECTで後部帯状回，側頭葉および頭頂葉の血流低下あり．中等度のアルツハイマー型認知症と診断し，アリセプトD錠（3 mg）1錠を開始した．2週間投与して副作用を認めないので，D錠（5 mg）1錠に増量した．アリセプトD錠（5 mg）1錠処方増量後に軽度の吐き気が出現したため，プリンペラン（一般名：メトクロプラミド，5 mg）1錠を併用処方したところ吐き気がおさまり，継続した内服が可能となった．

**その7** 中等度アルツハイマー型認知症例で消化器系副作用（下痢症状）対策の処方例（85歳，女性）

アリセプトD　（3 mg）　1錠　朝1回　1〜2週間
↓
アリセプトD　（5 mg）　1錠　朝1回　に増量
ラックビー　　1包　朝1回　併用

主訴：もの忘れ

平成16年ころからもの忘れに気づかれる．大事なものが行方不明となり，家族が探すのを手伝うようになる．平成18年10月27日受診．HDS-R17点，MMSE15点，MRIで側脳室下角の拡大あり，SPECTで後部帯状回，側頭葉および頭頂葉の血流低下あり．中等度のアルツハイマー型認知症と診断し，アリセプトD錠（3 mg）1錠を開始した．アリセプトD錠（3 mg）処方時に便が軟らかくなり，1日1回の排便が3回となった．そこで，アリセプトD錠（5 mg）1錠に増量する際に，整腸剤であるラックビー（ビフィズス菌）1包を処方したところ下痢傾向は改善した．

**その8** 中等度アルツハイマー型認知症例で興奮，イライラ感がみられた症例への処方例（78歳，女性）

アリセプトD （3 mg） 1錠　朝1回　1～2週間
　　　　　　　　　　　↓
アリセプトD （5 mg） 1錠　朝1回　に増量
グラマリール （25 mg） 1錠　夕1回　併用

主訴：もの忘れ

平成18年ころからもの忘れに気づかれ，平成19年1月5日受診．HDS-R17点，MMSE15点，MRIで側脳室下角の拡大あり，SPECTで側頭葉と頭頂葉の血流低下あり．中等度のアルツハイマー型認知症と診断し，アリセプト錠（3 mg）1錠を開始し2週間経過をみたところ，興奮，イライラ感がみられた．

そこで，アリセプトD錠（5 mg）1錠に増量する際に，グラマリール（一般名：チアプリド塩酸塩，25 mg）1錠を夕食後に併用したところ，落ち着きがない，興奮する，イライラするなどの症状がほとんどみられなくなった．

**その9** アリセプト口腔内崩壊錠10mg処方例（75歳，女性）

アリセプトD（10mg）1錠　朝1回　に増量

主訴：もの忘れ

　平成17年ころからもの忘れに気づかれ，平成18年受診．中等度アルツハイマー型認知症と診断され，アリセプト錠（3mg）1錠を開始し2週間経過をみて，アリセプトD錠（5mg）1錠に増量し経過良好であった．平成20年ごろから徐々にもの忘れが進行し，興奮や不穏も出現した．そこで，アリセプトD錠10mgの処方を行ったところ，もの忘れもやや改善し興奮，不穏もおさまった．

**その10** レミニール処方例（84歳，女性）

主訴：もの忘れ

　平成22年ころからもの忘れに気づかれる．町のもの忘れ検診にて，もの忘れを指摘され，当院を紹介されて平成23年8月3日当科を受診する．MMSE 26点，HDS-R 21点，ADAS 13点，頭部MRIにて側脳室下角の拡大，SPECTにて両側後部帯状回の血流低下，髄液中リン酸化タウ蛋白56.4pg/mL（基準値31.3以下），髄液中アミロイドβ蛋白42は379.65pg/mL（基準値1,005以上）などの所見を認め，アルツハイマー型認知症と診断した．9月28日より，レミニール（4mg）2錠の処方を開始した．特に副作用はなく（8mg）2錠の増量を行った．その結果，炊事をするようになった，理解力がアップした，意欲が出てきた，などの症状の改善がみられた．

**その11** イクセロンまたはリバスタッチ処方例（93歳，女性）

主訴：もの忘れ，妄想

　平成22年ころよりもの忘れに気づかれる．もの忘れに加えて妄想が出現し，平成23年8月17日に精査目的にて受診した．MMSE 14点，HDS-R 20点，頭部MRIにて側脳室下角の拡大を認めアルツハイマー型認知症と診断した．リバスタッチパッチ4.5mgから開始し，

4週ごとに増量し，18mgまで達したところで継続投与とした．もの忘れも改善（覚えていることが多くなった，聞き返す頻度が減少した，ほか）し，意欲的になってきた．

### その12 　メマリー処方例（74歳，女性）

主訴：もの忘れ

　平成19年ころからもの忘れに気づかれる．もの忘れが増え困るため平成20年2月6日精査目的に受診した．MMSE 16点，HDS-R 13点，ADAS 19点，頭部MRIにて側脳室下角の拡大，SPECTにて後部帯状回の血流低下を認め，アルツハイマー型認知症と診断した．アリセプト（3mg）1錠を開始し，副作用がないことを確認してアリセプト（5mg）1錠に増量した．平成21年11月11日，もの忘れが増え，アリセプト（3mg）2錠に増量した．平成22年7月21日，もの忘れが増えアリセプト（3mg）1錠とアリセプト（5mg）1錠に増量した．10月13日にアリセプト（10mg）1錠に増量した．平成23年9月7日メマリー（5mg）1錠を開始し，20mgまで増量した．自発的な会話が増え，やる気が出てきた．

### その13 　メマリー処方例（78歳，男性）

主訴：もの忘れ

　平成21年ころからのもの忘れに気づかれる．もの忘れが増えて心配となり，平成22年2月13日に当科を受診される．精査の結果，アルツハイマー型認知症と診断してアリセプト（3mg）1錠を開始し，副作用がないことを確認してアリセプト（5mg）1錠に増量した．平成23年9月28日もの忘れが増え，便失禁も増えてきた．診察の際に，診察室で椅子にきちんと座れないことに気づいた（**図46**）．そこで，メマリーOD錠を追加し5mgから20mgに増量していった．28日後の診察日には椅子にきちんと座れるようになった（**図47**）．もの忘れも少し改善し，さらに便失禁が改善した．便失禁が改善した理由であるが，正しくは視空間認知機能が改善したために排便時のトラブル

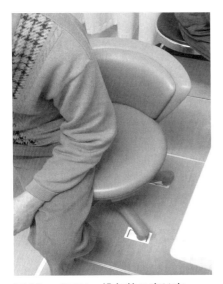

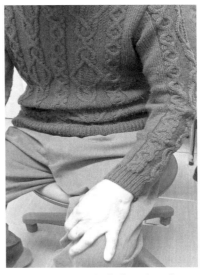

図46　メマリー投与前の座り方　　　図47　メマリー投与後の座り方

がなくなったということであった．平成22年2月13日に診察の際
に椅子にきちんと座れなかったのは，視空間認知機能の低下のためで
あった．視空間認知機能が低下すると自分のお尻の位置と椅子の位置
関係が正確にわからず椅子の真ん中に正しく座ることができず，ずれ
てお尻が半分しか引っかかっていないような座り方になってしまうこ
とが原因であった．便失禁と表現した内容は，実は便器に正しく座れ
なかったために，排便時にトラブルが起こっていたものであった．メ
マリーの投与によって視空間認知機能が改善し，便器にきちんと座れ
るようになり，便のトラブルが改善したと考えられた．そもそも，家
族が「便のトラブルがあって困る」と訴えたことを便失禁と表現して
しまったことが間違っていたのであり，便失禁が改善したわけではな
く中核症状のひとつである視空間認知機能の改善ととらえるべきで
あった．診察室で椅子にきちんと座れない人は少なくないので，視空
間認知機能の症状に気づいて治療に活かしてほしい．

## d) 処方に関する追加事項

　認知症の治療で大きな問題は，患者さんがもの忘れをするため，薬を飲むことを忘れることです．このため，主たる介護者に薬の内服についてきちんと説明をする必要があります．「薬をきちんと飲ませてあげてくださいね」という指導だけでは不十分です．「きちんと薬を口の中に入れて，完全に飲んだところまで確認してください」とまでお願いしておかないといけません．さらに，本人任せにせず，残薬がどのくらいあるかをきちんと確認してもらうことも必要です．また，家族がきちんと確認できない，あるいは独居で確認できる家族がいないような場合，デイサービスの職員，ヘルパーさん，訪問看護師さんなどにお願いすることが必要です．朝の内服を確実に実施できない場合は，昼のデイサービスの際に確認をしてもらうことも重要です．

## 2.　BPSDへの治療

　**1章表1**のような行動心理症状（behavioral and psychological symptoms of dementia：BPSD）が現れた際の対応として，まず大事なことはすぐに薬物療法を行うのではなく，BPSDが出現する原因を検討することです．通常，本人の体調の変化，急激な生活環境の変化や家族あるいは介護者の不適切な対応によって出現したり増悪していることが多くみられます．そのような問題点を改善することで，BSPDが消失・軽減します．それでも改善がみられない場合や軽減が不十分な場合に，薬物療法を開始します．

　薬物療法として二通りの考え方があります．ひとつは認知機能が低下したためにBPSDが出てきた場合です．この際は，前述のコリンエステラーゼ阻害薬（アリセプト，レミニール，イクセロンまたはリバスタッチ）を処方することで改善がみられます．ふたつ目は認知機能低下に直接関連していない原因の場合で，お勧めなのは抗精神病薬のグラマリール（一般名：チアプリド塩酸塩）です．グラマリール（25 mg）を夕食後に1錠内服するだけでよくなることがよくあります．まれに，1錠では不十分で，朝と夕食後に2錠，あるいは朝，昼，夕食後3錠まで増

量してよくなる場合もあります．副作用もほとんどみられず，脳梗塞後遺症の際に通常使用しており，かかりつけ医に処方しやすい薬剤です．筆者の経験ではたいていのBPSDは本剤のみで対応可能です．また，漢方薬である抑肝散がBPSDに有効と報告されています[18]．しかし，これらの薬剤でコントロールが難しい場合はリスパダール（一般名：リスペリドン），セロクエル（一般名：クエチアピンフマル酸塩）などを用います．いずれも少量から漸増していくことが望まれます．服薬時間は夕食後あるいは寝る前1回がよいでしょう．いずれにしましても，これらの薬剤では副作用の問題もあるので，投与が必要と考えられたら精神科医に紹介するのがよいでしょう．特にセロクエルは糖尿病患者には禁忌であり，使用しにくく，注意が必要です．

## ■文　献

1）浦上克哉：痴呆症の治療意義と適切なケアについて―主治医意見書のポイントを含めて．癌と化療 **30**：49-53，2003

2）浦上克哉，谷口美也子，佐久間研司ほか：アルツハイマー型痴呆の遺伝子多型と簡易スクリーニング法．老年精医誌 **13**：5-10，2002

3）Sakata N, Okumura Y：Clin Interv Aging **13**：1219-1223，2018

4）日本神経学会（監）：認知症疾患診療ガイドライン2017，医学書院，東京，p36-37，2017

5）浦上克哉：認知症の神経学的所見のとり方．臨床医のためのアルツハイマー型認知症実践診療ガイド，本間　昭（編），じほう，東京，p45-49，2006

6）Hirata Y, Matsuda H, Nemoto K et al：Voxel-based morphometry to discriminate early Alzheimer's disease from controls. Neurosci Lett **382**：269-274，2005

7）Matsuda H, Mizumura S, Nagao T et al：Automated discrimination between very early Alzheimer disease and controls using an easy Z-score imaging system for multicenter brain perfusion single-photon emission tomography. Am J Neuroradiol **28**：731-736，2007

8）Minoshima S, Frey KA, Koeppe RA et al：A diagnostic approach in Alzheimer's disease using three-dimensional stereotactic surface projections of fluorine-18-FDG PET. J Nucl Med **36**：1238-1248，1995

9）McKhann GM, Knopman DS, Chertkow H et al：The diagnosis of dementia due to Alzheimer's disease：Recommendations from the National Institute on Aging and the Alzheimer's Association workgroup. Alzheimers Dement **7**：263-269，2011

10）Albert MS, DeKosky ST, Dickson D et al：The diagnosis of mild cognitive impairment due to Alzheimer's disease : Recommendations from the National Institute on Aging and Alzheimer's Association workgroup. Alzheimers Dement **7** : 270-279, 2011

11）Sperling RA, Aisen PS, Beckett LA et al : Toward defining the preclinical stages of Alzheimer's disease : Recommendations from the National Institute on Aging and the Alzheimer's Association workgroup. Alzheimers Dement **7** : 280-292, 2011

12）日本神経学会（監）：認知症疾患診療ガイドライン2017，医学書院，東京，p65-66, 2017

13）浦上克哉，涌谷陽介，中島健二：アルツハイマー病における塩酸ドネペジル（アリセプト）の使用経験―絵の描けるようになった著効例の報告．新薬と臨床 **37** : 1087-1091, 2000

14）中村　祐，降矢芳子，芳野浩樹ほか：アルツハイマー型認知症患者における口腔内崩壊錠の意義― OD錠アンケート結果より．老年精医誌 **17** : 332-336, 2006

15）今井幸充：痴呆性高齢者の在宅服薬管理と介護負担の関連について．治療 **87** : 433-442, 2005

16）Inoue M, Jimbo D, Taniguchi M et al : Touch panel-type dementia assessment scale : a new computer-based rating scale for Alzheimer's disease. Psychogeriatrics **11** : 28-33, 2011

17）日本老年医学会（編）：高齢者の安全な薬物療法ガイドライン2015，メジカルビュー社，東京，2015

18）Iwasaki K, Maruyama M, Tomita N et al : Effects of the traditional Chinese herbal medicine Yi-Gan San for cholinesterase-resistant visual halutinations and neuropsychiatric symptoms in patients with dementia with Lewy bodies. J Clin Psychiatry **66** : 1612-1613, 2005

# 6 レビー小体型認知症の
診断と治療

---

### POINT

- 「アルツハイマー型認知症と当初診断していたが，実はレビー小体型認知症であった」ということが少なくありません．
- パーキンソン症状は生活の質（QOL）を低下させるので，症状の存在に気づいて適切な治療をしてください．
- 幻覚（幻視，幻聴，ほか）への対応法（頭ごなしに否定せず，お話を聞いてあげる）を家族や介護者にアドバイスしてください．

---

　レビー小体型認知症はアルツハイマー型認知症に次いで多い神経変性疾患に分類される認知症です．認知症状に対してはアリセプト（ドネペジル）が，パーキンソン症状に対してはトレリーフ（ゾニサミド）が認可されており，かかりつけ医で対応可能なものは診断し，治療に結びつけていただきたいのです．

## A. レビー小体型認知症の臨床的特徴

　レビー小体型認知症の主要な臨床的特徴は，①幻覚，妄想，②パーキンソン症状，③動揺する認知症状，などです．

　幻覚は，ありありとした詳細なものが繰り返しみられるのが特徴です（図1）．パーキンソン症状では振戦，筋固縮，動作緩慢などがみられ転倒しやすくなります．認知症の症状が動揺し，よいときとわるいときの差が他の認知症よりも顕著です．そのため認知機能を評価する際，1日の中でよいときとわるいときの2ポイントで評価をすることが必要です．

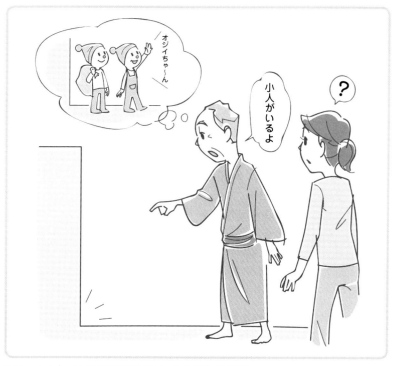

**図1　レビー小体型認知症でよくみられる幻覚**

　うつ症状，レム睡眠行動異常症（REM sleep behavior disorder：RBD），嗅覚障害，自律神経症状など多彩な症状があります．うつ症状のために当初うつ病と診断されていうケースが多いとの報告があります．レム睡眠行動異常は，睡眠中に大きな声を出したり，暴れたりすることがあります．「寝言のひどいもの」，「寝相がわるい」で見逃されていることも少なくありません．嗅覚障害は早期からみられる症状のひとつで，匂いがわかりにくくなっていないか確認が必要です．自律神経症状では，立ちくらみや便秘が重要です．便秘は頑固な場合が多く，ひどい場合はイレウスになることもあり，適切な治療・対応が必要です．

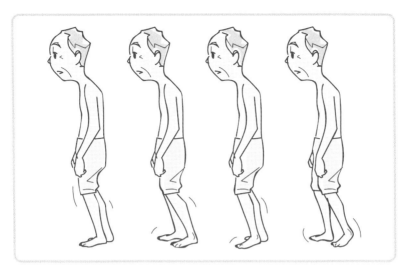

図2　前傾前屈姿勢での小刻み歩行

## B. レビー小体型認知症のパーキンソン症状の診かた

　振戦はふるえるということで，わかりやすい症状ではあります．しかし，ふるえることを恥ずかしいと感じて，診察中にふるえる手をポケットに入れたり，反対の手で押さえていたりして，医師が気づきにくいようにしていることがあります．一番わかりやすいのは診察室へ入ってくる際です．できるだけ，診察室へ入る際の姿をみるようにしてください．

　小刻み歩行（**図2**）のような典型的な歩行障害が出現しますが，これも診察室へ入ってくる際にわかります．よくわからなかった場合には，診察中に立って歩く姿を観察します．

　筋固縮（筋強剛）の簡単な診察法としては，手首が最も鋭敏なので，その固化徴候をみるとよくわかります．反対側の手を挙上すると，軽い固化徴候が誘発されます（**図3**）[1]．

　姿勢反射障害は安全を確保したうえで，前後左右に押して姿勢の保持が可能かどうかを観察します．

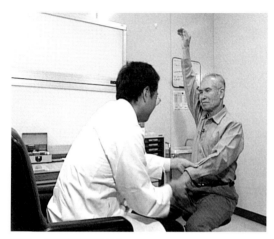
図3　筋固縮の診かた

## C. 病理と画像所見

　レビー小体型認知症といわれる由縁は，大脳皮質の脳神経細胞の中に多数のレビー小体が出現するからです．**図4**はαシヌクレイン染色で陽性に染まったレビー小体です．

　画像検査では，CT/MRIは大脳皮質全体に軽微な萎縮がみられますが，アルツハイマー型認知症と比較して海馬，海馬傍回，偏桃体の萎縮は軽度であることが多いです．脳血流シンチグラフィー（SPECT）は後頭葉の病変を反映し後頭葉の血流低下を早期から認めます（**図5**）．近年，MIBG心筋シンチグラフィーでレビー小体型認知症とアルツハイマー型認知症の鑑別が可能という報告がなされています．レビー小体型認知症では，心筋での取り込みがみられなくなっています（**図6**）．ドパミントランスポーターシンチグラフィー（DAT SCAN）もアルツハイマー型認知症との鑑別診断に有用とされています．

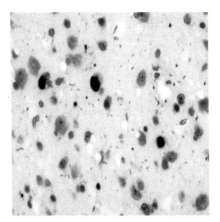

**図4 レビー小体型認知症の大脳皮質にみられたレビー小体（αシヌクレイン染色）**

［名古屋市立大学 赤津裕康先生，愛知医科大学加齢医科学研究所 橋詰良夫先生のご厚意による］

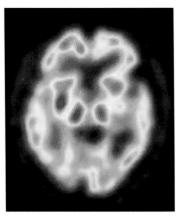

**図5 レビー小体型認知症のSPECT**

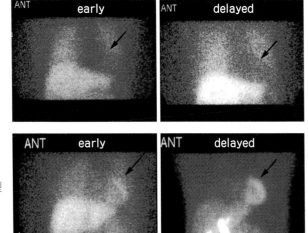

レビー小体型認知症

アルツハイマー型認知症

**図6 123I-MIBG心筋シンチグラフィー**

［九段坂病院 山田正仁先生のご厚意による］

## D. レビー小体型認知症の診断

　最新の臨床診断基準を**図7**に示します[2]．必須項目として社会的ある
いは職業的機能や通常の日常生活に支障をきたす程度の進行性の認知機
能低下があげられています．これは，認知症の定義になります．レビー
小体型認知症の診断については，それに加えて中核的特徴と指標的バイ
オマーカーの存在の把握が重要です．中核的特徴と指標的バイオマー
カーの組み合わせで probable DLB（ほぼ確実），possible DLB（疑い）
という診断になります．ちなみに確定診断となる definite DLB（確実）
は剖検で病理診断を行った場合になります．

## E. レビー小体型認知症の治療

　アルツハイマー型認知症治療薬であるコリンエステラーゼ阻害薬［ア
リセプト（一般名：ドネペジル塩酸塩）ほか］が治療薬とされました．ア
リセプトはアルツハイマー型認知症よりレビー小体型認知症のほうが著
効例が多いが，効果の持続は短いと報告されています．
　パーキンソン症状の治療には，まずはレボドパ製剤を用います．特発
性パーキンソン病の薬物療法では，ドパミンアゴニストが第一選択薬と
なることが多いですが，レビー小体型認知症では副作用が出やすく投与
は推奨されていません．そこで，レボドパ製剤を用いますが，特発性
パーキンソン病の場合のように十分量の投与を行うことが難しい場合が
多いです．レボドパ製剤のみでは症状の改善が不十分な場合にはトレ
リーフ（一般名：ゾニサミド）を追加処方するのがお勧めです．トレリー
フは顔の表情の改善，安静時振戦の改善，運動緩慢と運動減少に有意な
改善がみられています（**図8**）．顔の表情が乏しいと何となく暗い印象を
他人に与える，人前で振戦がみられると恥ずかしい，動作がスムーズに
できないと周りに迷惑をかける，などと感じて外出に消極的になり，閉

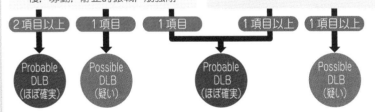

| 必　須 |
| --- |
| 社会的あるいは職業的機能や通常の日常活動に支障をきたす程度の進行性の認知機能低下 |

▶初期には持続的で著明な記憶障害は認めなくてもよいが，通常進行とともに明らかになる
▶注意，遂行機能，視空間認知のテストによって著明な障害がしばしばみられる

**＋**

| 中核的特徴 | 指標的バイオマーカー |
| --- | --- |
| ●注意や明晰さの著明な変化を伴う認知の変動<br>●繰り返し出現する構築された具体的な幻視<br>●認知機能の低下に先行することもあるレム期睡眠行動異常症<br>●特発性のパーキンソニズムの以下の症状のうち1つ以上：動作緩慢，寡動，静止時振戦，筋強剛 | ●SPECTまたはPETで示される基底核におけるドパミントランスポーターの取り込み低下<br>●MIBG心筋シンチグラフィーでの取り込み低下<br>●睡眠ポリグラフ検査による筋緊張低下を伴わないレム睡眠の確認 |

| 2項目以上 | 1項目 | 1項目 | 1項目以上 | 1項目以上 |
| --- | --- | --- | --- | --- |

Probable DLB（ほぼ確実）　Possible DLB（疑い）　Probable DLB（ほぼ確実）　Possible DLB（疑い）

Probable DLB（ほぼ確実）：「2つ以上の中核的特徴が存在する」または「1つの中核的特徴が存在し，1つ以上の指標的バイオマーカーが存在する」（Probable DLBは指標的バイオマーカーの存在のみで診断するべきではない）
Possible DLB（疑い）：「1つの中核的特徴が存在するが，指標的バイオマーカーの証拠を伴わない」または「1つ以上の指標的バイオマーカーが存在するが，中核的特徴が存在しない」

**図7　レビー小体型認知症の臨床診断基準**
[McKeith IG et al：Neurology **89**：88-100，2017より作成]

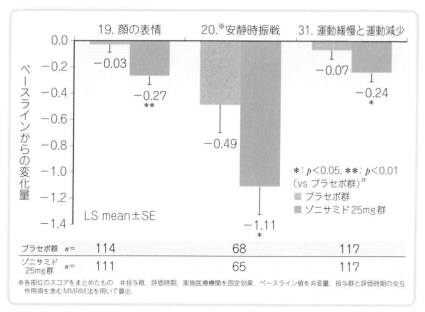

**図8 副次評価項目：UPDRS Part Ⅲ下位項目スコアベースラインからの変化量（12週時）ゾニサミド25 mg群で有意差の認められた項目**

※各部位のスコアをまとめたもの　#投与群，評価時期，実施医療機関を固定効果，ベースライン値を共変量，投与群と評価時期の交互作用項を含むMMRM法を用いて算出
承認された25 mg群のみ記載
［大日本住友製薬 承認評価資料より引用］

じこもりがちにもなりやすいです．これらの症状の改善は，日常生活の質（QOL）の改善につながるもので，認知機能の改善とともにとても重要な治療意義と考えます．

　有害事象についてはトレリーフはプラセボ群と比較して有意に増加した症状はなく，安全に使用可能と考えます（**表1**）．

　薬物療法についての重要な注意事項として，本症のBPSDに対して抗精神病薬を使うと過敏性を示すことも知られています．安易に抗精神病薬（ハロペリドール，クロルプロマジンなど）を投与すると，臨床症状の急激な悪化を示すことがありますので，アルツハイマー型認知症との鑑別が重要な課題となります．

**表1　有害事象（2.0%以上）（12週）**

| | プラセボ群<br>（$n$=121） | ゾニサミド<br>25 mg群<br>（$n$=117） | ゾニサミド<br>50 mg群<br>（$n$=112） | ゾニサミド<br>合計<br>（$n$=229） |
|---|---|---|---|---|
| 合計 | 47.1 | 48.7 | 54.5 | 51.5 |
| 鼻咽頭炎 | 5.8 | 6.0 | 9.8 | 7.9 |
| 食欲減退 | 0.8 | 3.4 | 7.1 | 5.2 |
| 挫傷 | 4.1 | 5.1 | 1.8 | 3.5 |
| 転倒 | 3.3 | 2.6 | 3.6 | 3.1 |
| 傾眠 | 0.8 | 4.3 | 0.9 | 2.6 |
| 便秘 | 4.1 | 0.0 | 3.6 | 1.7 |
| 関節痛 | 0.8 | 0.9 | 2.7 | 1.7 |
| 背部痛 | 1.7 | 2.6 | 0.9 | 1.7 |
| 齲歯 | 1.7 | 2.6 | 0.0 | 1.3 |
| 膀胱炎 | 2.5 | 0.9 | 1.8 | 1.3 |
| 低カリウム血症 | 3.3 | 0.9 | 0.0 | 0.4 |
| 褥瘡性潰瘍 | 2.5 | 0.0 | 0.9 | 0.4 |

数値は％
有害事象名はMedDRA/Jの基本用語を基に表記
「レビー小体型認知症に伴うパーキンソニズム」に対する用量は1日1回25 mg
［大日本住友製薬　承認評価資料より引用］

　便秘への治療として，便通改善薬の処方（プルセニド，ほか）が必要であり，それでも出ないときには浣腸などの処置も早めに行う必要があります．立ちくらみも意識障害を伴うような重度な場合には，薬物療法（ミドドリン，フルドロコルチゾン）も検討する必要があります．
　レム睡眠行動異常症への薬物療法としてはクロナゼパムが多く使われています．

〈処方の実例〉

**その1** アリセプト処方例（75歳，女性）

アリセプトＤ （3 mg） 1錠 朝1回 2週間
↓
アリセプトＤ （5 mg） 1錠 朝1回 に増量

主訴：幻視，妄想

　平成27年ころより幻視，妄想が出現する．蛇が出る，お金が落ちている，針が落ちている，知らない人が来ている，などとしばしば訴える．もの忘れもあり，レンジに料理を入れたまま忘れてしまう．精査目的にて平成29年1月11日受診．HDS-R22点，MMSE20点，MRIで軽度の側脳室下角の拡大あり，SPECTで側頭葉，後頭葉の血流低下あり，MIBG心筋シンチグラフィーにて取り込み低下を認めた．以上からレビー小体型認知症と診断しアリセプトＤ錠（3 mg）1錠を開始した．2週間投与して副作用を認めないので，Ｄ錠（5 mg）1錠に増量した．5 mgでも副作用を認めず，幻視，妄想が減少し，もの忘れの改善もみられた．

**その2** パーキンソン症状に対してトレリーフを処方した例（79歳，男性）

アリセプトＤ （3 mg） 1錠 朝1回 2週間
↓
アリセプトＤ （5 mg） 1錠 朝1回 に増量
↓
レボドパ （200 mg） 3錠 一日3回毎食後 3ヵ月間
↓
トレリーフ （25 mg） 1錠 朝1回

主訴：もの忘れ，幻視，右手のふるえ

　令和元年ころより，もの忘れ，幻視が出現し，その後右手のふるえに気づかれる．令和2年1月8日精査目的にて受診．HDS-R 20点，MMSE23点，MRIで軽度の側脳室下角の拡大あり，SPECTで側頭葉，後頭葉の血流低下あり，DAT SCANにて尾状核の取り込み低下

を認めた．以上からレビー小体型認知症と診断しアリセプトD錠（3 mg）1錠を開始した．2週間投与して副作用を認めないので，D錠（5 mg）1錠に増量した．5 mgでも副作用を認めず，幻視が減少し，もの忘れの改善もみられた．右手のふるえはやや増え，動作緩慢も加わってきたため，レボドパ（200 mg）3錠の投与を開始した．3ヵ月様子をみたが十分な改善が得られずトレリーフ（25 mg）1錠を追加した．右手のふるえが軽減し，動作緩慢も改善傾向を示した．

## F. 患者への適切な対応

　レビー小体型認知症ではしばしば幻覚を訴えますが，家族は「そんなものは見えない．馬鹿なこと言わないで」と頭ごなしに本人の訴えを否定していることが多くみられます．「たしかに実際には存在しないのであるが，後頭葉の視覚野の障害のため患者本人にはそのように見えているのだ」ということを説明し，理解して接してもらうように話をします．少なくとも，頭ごなしの否定をしないだけで，幻覚が軽減することも多く経験します（**図9**）．また，幻覚や妄想のような症状は，周囲が否定すればするほど増強していく傾向がありますので悪循環に陥っている可能性もあります．

　パーキンソン症状については転倒予防が大切になります．手すりを付けるなどの配慮が必要です．リハビリテーションも薬物療法と同様に重要であり，病院で習ったリハビリ法を家でも可能な範囲で行えるようにアドバイスしてください．

　自律神経症状については，立ちくらみが起こる場合には，立ち上がる際にゆっくりと物につかまりながら立つように声かけをしてください．意識消失をきたしたら，すぐ寝かせることがよく，それだけで回復する場合が多いです．便秘については，薬を処方されていれば飲み忘れないように服薬管理をすることが大事です．

　レム睡眠行動異常の症状は，ストレス，疲労，生活リズムの乱れ，ア

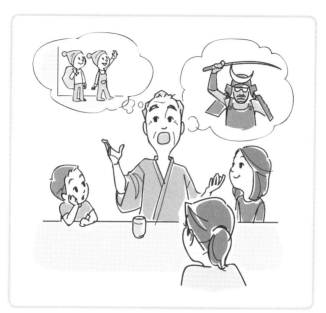

**図9　幻覚や妄想に対して，頭ごなしに否定せずに聞いて
あげる**

ルコールなどで起こりやすいので，生活リズムの整った健康的な生活が
送れるようにサポートしてあげましょう．

■ **文　献**

1）浦上克哉：認知症の神経学的所見のとり方．臨床医のためのアルツハイマー型
　　認知症実践診療ガイド．本間　昭（編），じほう，東京，p45-49，2006
2）日本神経学会（監）：認知症疾患診療ガイドライン2017，医学書院，東京，
　　p237-240，2017

# 7 認知症の鑑別診断と治療

## POINT

- 血管性認知症では，もの忘れより意欲低下や感情失禁が目立ちます．
- 脳血管障害に伴う神経症状（軽い麻痺や幅広歩行，ほか）を見逃さないようにしましょう．
- 血管性認知症は脳血管障害の再発予防が重要です．
- 血管性認知症では意欲低下が強いので，あきらめず声がけやアドバイスをしてください．
- 前頭側頭型認知症の早期診断は適切なケアや反社会的行動の予防につながります．ルーティーン化療法が推奨されます．

認知症をきたす疾患は**表1**に示すようにたくさんあります．厳密にはこれらの疾患を鑑別していく必要があります．アルツハイマー型認知症およびレビー小体型認知症との鑑別を必要とする代表的疾患と，その鑑別法および治療法について解説します．

## A. 血管性認知症

血管性認知症の症状は，記憶障害はもちろんありますが，意欲低下，感情失禁などが目立ちます．アルツハイマー型認知症の患者さんが比較的楽観的な雰囲気なのに対して，血管性認知症では悲観的な雰囲気が強く出ます．記憶力の検査をしてうまく答えられないと，「自分はどうしてこんなこともわからなくなったんだろう」といってとても落ち込まれるようなこともよくあります．感情失禁は，悲しくないのに泣いてしまう（強制泣き），おかしくないのに笑ってしまう（強制笑い）などがあります．

### 表1　認知症をきたす疾患

アルツハイマー型認知症
血管性認知症
レビー小体型認知症
前頭側頭型認知症
大脳皮質基底核変性症
認知症と鑑別が必要な治療可能な疾患
　（甲状腺機能低下症，うつ病，正常圧水頭症，慢性硬膜下血腫，ほか）

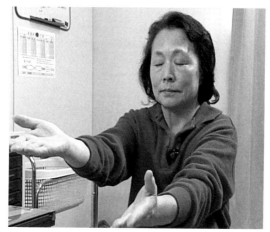

### 図1　バレーサイン陽性（左手が落下）

　血管性認知症では，必ず脳血管障害が存在するので，神経学的所見を有することが多いのも特徴です．明らかな麻痺はなくとも，軽度な麻痺でバレーサイン（**図1**）を行うとわかるようなもの，歩行障害（幅広歩行，**図2**）などがみられます．バレーサインとは，両手の手のひらを上にして前に差し出し，閉眼してもらうと，麻痺のある側の手が**図1**のごとく下がってくる所見をいいます．このことにより，軽度な麻痺をみつけることができるのです[1]．

　経過としては，アルツハイマー型認知症が緩徐に進行するのに対し

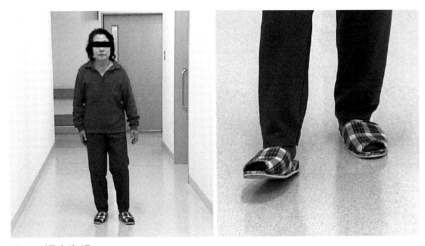

**図2 幅広歩行**
歩行中は肩幅くらいまで足を広げ，バランスをとり歩行する.

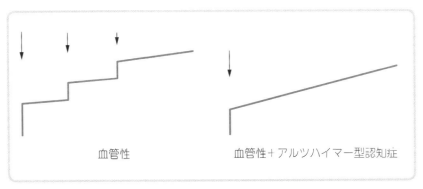

血管性　　　　　　　　　血管性＋アルツハイマー型認知症

**図3 進行のしかた**
←— ：脳虚血発作

て，血管性認知症では階段状に悪化します．脳血管障害や脳虚血発作の
たびに症状が悪化します（**図3**）.

　CT/MRIなどの画像検査で，典型的なアルツハイマー型では血管障
害病変を伴わず脳萎縮のみであるのに対して，血管性認知症では脳萎縮
とともに脳梗塞病変などの脳血管障害所見を呈することが多いです（**図
4**）. 一方で，**図5**のように小さなラクナを呈しているだけの認知症症

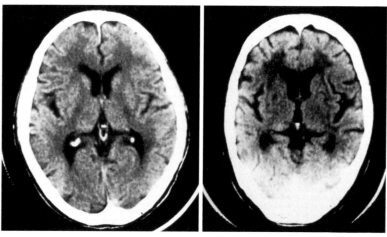

アルツハイマー型認知症 　　　　　血管性認知症

**図4　画像所見（頭部 CT）**

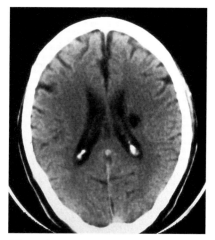

**図5　小さなラクナを呈している
　　　認知症症例（頭部 CT）**

**表2　アルツハイマー型認知症と血管性認知症の鑑別**

|  | アルツハイマー型 | 血管性 |
|---|---|---|
| 雰囲気 | 楽観的 | 悲観的 |
| 認知症状 | もの忘れ | 意欲低下 |
| 神経症状 | なし | あり（麻痺，歩行障害） |
| 随伴症状 | もの盗られ妄想 | 感情失禁 |
| 脳血流低下 | 側頭・頭頂葉 | 前頭葉 |
| 経過 | 徐々に | 階段状 |

例を血管性認知症と誤診しているケースも意外と多いです．このような
ケースは，脳血管障害があっても血管性認知症ではなく脳血管障害を
伴ったアルツハイマー型認知症ですので，注意が必要です．SPECTで
は，アルツハイマー型認知症で側頭，頭頂葉に血流低下がみられるのに
対して，血管性認知症では通常，前頭葉の血流低下がみられます（**5章
図5右**）．

　アルツハイマー型認知症と血管性認知症との臨床的な差異を表にまと
めましたので，参考にしてください（**表2**）．

　血管性認知症に保険適用を有する薬剤はありません．血管性認知症は
脳梗塞や脳出血を繰り返すことで悪化しますので，脳血管障害の再発予
防が最も重要です．以下に処方例をお示しします．

**処方例　79歳，女性**

　　バイアスピリン　（100 mg）　1錠　朝1回
　　サアミオン　　　（5 mg）　3錠　毎食後

主訴：意欲低下，もの忘れ

　元来高血圧があり近医で加療を受けていたが，降圧薬の内服が不完
全であった．平成18年ころから意欲低下が目立ち，家でボーッとし
ている時間が多くなる．もの忘れも増えてきている．家族が心配とな
り，精査目的にて平成20年2月27日受診．HDS-R10点，MMSE18
点，MRIで多数のラクナと白質の高い信号域を認める．SPECTで前

頭葉の血流低下あり．以上から血管性認知症と診断し，脳血管障害の再発予防目的でバイアスピリン（一般名：アスピリン，100 mg）1錠を朝1回，脳血流代謝の改善目的でサアミオン（一般名：ニセルゴリン，5 mg）3錠を毎食後投与したところ，約3ヵ月の経過で，意欲の向上，もの忘れの改善も軽度認められた．

　血管性認知症が主体であるが，アルツハイマー型認知症を合併している例も少なくありません．そのようなケースでは5章で述べたアルツハイマー型認知症の治療薬による治療を行うことが期待されます．
　構音障害，嚥下障害，麻痺（片麻痺から不全麻痺）などあれば，リハビリテーションが重要になります．リハビリテーションを行うことで，症状の改善や進行の抑制が期待できます．
　血管性認知症では意欲低下（アパシー）がよくみられます．このため，リハビリテーションなどお勧めしてもやる気がなくて困る場合があります．この病気の場合には意欲低下が主症状と言っても過言ではないので，われわれ医療，ケアに携わる人間が，それをよく理解してあきらめずリハビリテーションなどをお勧めしていくことが重要です．

## B. 前頭側頭型認知症

　前頭側頭型認知症は，性格変化，行動の脱抑制または言語機能の障害で始まることが多く，記銘力障害を主訴として来院されることは少ないです．診察場面では，しばしば「立ち去り行動」が特徴的です．興味・関心が薄れると，まだ診察途中でありながら診察室から勝手に立ち去ってしまうのです（図6）．
　行動の脱抑制とは，本能のおもむくままのわが道を行く行動（going my way behavior）で，これが遮断されたときにしばしば暴言や暴力行為が出現し，介護する家族や職員に被害が及んでしまいます．また，常同行動といわれる時刻表的な生活も特徴的です．必ず決まった椅子に座

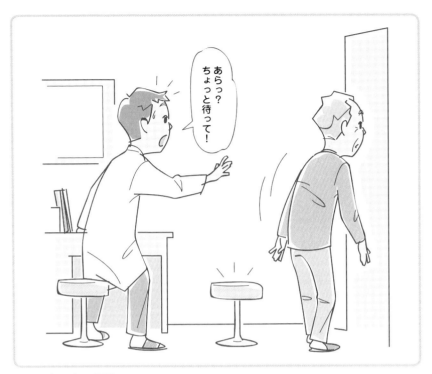

**図6　立ち去り行動**

る，同じコースを歩く（周回）などがあります．周回は一見徘徊と間違えられやすいのですが，徘徊とは異なり必ず同じコースを歩き，基本的には末期になるまで道に迷うことはありません（**図7**）．このため，周回をするコースに交通事故にあう危険性が高いなどのとりわけ危険な場所がなければ，禁止する必要はありません．また，この病気は反社会的行動をとることが知られており，万引きなどをして警察に捕まることがあります．適切な診断がなされていないと罰せられ懲戒免職になった例があります．早く病気の診断をすることが，本人の名誉や家族を救うことになりますので大変重要です．

　病理学的には，**図8**のごとく肉眼的に前頭・側頭葉に萎縮がみられ，顕微鏡的には萎縮部位にピック球が多くみられます．以前はピック病と

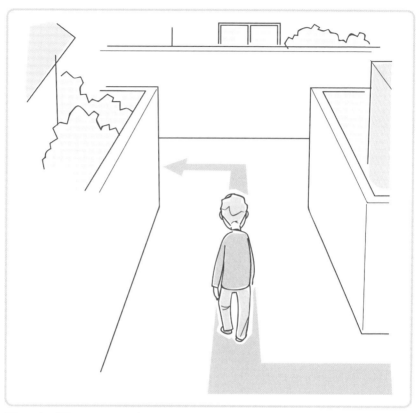

図7　必ず同じコースを歩く周回

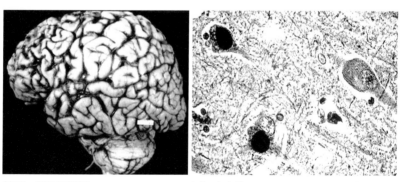

前頭・側頭葉萎縮　　　　　　　ピック小体　　Bielschowsky染色 ×200

図8　前頭側頭型認知症（ピック病）

［倉敷老健　大濱榮作先生のご厚意による］

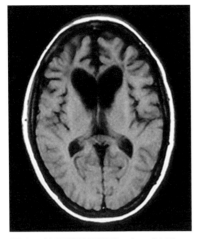

図9　前頭側頭型認知症の MRI

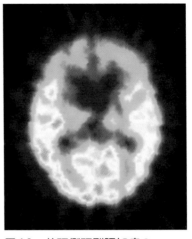

図10　前頭側頭型認知症の
　　　SPECT

表3　前頭側頭型認知症とレビー小体型認知症の鑑別

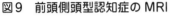

|  | 前頭側頭型 | レビー小体型 |
| --- | --- | --- |
| 臨床症状 | 常同行動<br>脱抑制 | 幻覚・妄想<br>パーキンソン症状 |
| 病変主座 | 前頭葉<br>側頭葉 | 後頭葉 |

よばれていましたが，ピック球がでない症例も少なくないため現在は前頭側頭型認知症とよばれるようになりました．画像検査では，病理所見と同様に MRI で前頭・側頭葉の脳萎縮（**図9**），SPECT で同部位の血流低下（**図10**）を認めます．

　Progranulin 遺伝子の同定，TAR DNA binding protein-43（TDP-43）蛋白異常が本症の発症機序に関与していることが解明されました[2]．これは，本症解明の突破口がみえたことを意味し，今後の病態解明，治療薬開発へとつながることが大いに期待されます．前頭側頭型認知症とレビー小体型認知症の鑑別のポイントを**表3**にまとめました．

前頭側頭型認知症も保険適用がとれている治療薬はありません．抗うつ薬のひとつである選択的セロトニン再取込み阻害薬（SSRI）が抑制の喪失，過食，強迫行動の抑制に効果があるとの報告がなされています．

　ルーティーン化療法も注目されています[3]．早期診断をして適切な行動パターンを常同行動に組み入れるというものです．万引きをするなどの困った行動パターンが定着する前に，よい生活パターンをつくるものです．また，すでに定着している場合でも，入院してルーティーン化療法を行い改善を図ることもなされています．

■ 文　献

1）浦上克哉：認知症の神経学的所見のとり方．臨床医のためのアルツハイマー型認知症実践診療ガイド，本間　昭（編），じほう，東京，p45-49, 2006
2）Bruni AC, Momeni P, Bernardi L et al：Heterogeneity within a large kindred with frontotemporal dementia：a novel progranulin mutation. Neurology **69**：140-147, 2007
3）Tanabe H, Ikeda M, Komori K：Behavioral symptomatology and care of patients with frontotemporal lobe degeneration：Based on the aspects of the phylogenetic and ontogenetic processes. Dement Geriatr Cogn Disord **10**（suppl.1）：50-54, 1999

# 8 認知症の告知と社会的諸問題

---

> **POINT**
>
> - 認知症の告知は適切な医療とケア，人生の将来設計に関わります．
> - 道路交通法で「認知症の診断・治療を受けている人は自動車の運転は してはいけない」と定められていることをお伝えしておく必要があり ます．カルテには，説明したことを記載しておきましょう．

## A. 告知の意義

　認知症の告知については，いまだ賛否両論多くの議論があります．た だ，現在の法律的判断からは，本人および家族に病名を告知することは 不可欠と考えられています．実際に服薬をきちんとしていただくために も，きちんとした説明をして理解を得ることが必要と思われます．

　筆者の初期の経験で，アルツハイマー型認知症と診断をしたのですが 正式な病名告知をためらい，本人および家族に「もの忘れが少し増える 病気です」と病名をあいまいに説明し，アリセプト（一般名：ドネペジ ル塩酸塩）を処方しましたが，「アルツハイマー型認知症の治療薬」と明 確に話さず「もの忘れをわるくさせないようにする薬」と説明してしま いました．ところが，ある日患者さんが風邪をひき近医を受診し，その 際，医師から現在服薬中の薬を尋ねられ，アリセプトをみせたところ 「アルツハイマー型認知症の薬を飲んでいるのですね」といわれ，とて も驚き，大きなショックを受けられたのです．やはり薬を処方する医師 がきちんと説明をしておかないと，いつどのような状況から本人や家族 が知り得るかわかりません．突然，予期せぬところで，病名や薬剤のこ とを知らされるとかえって驚きやショックは大きいものがあります．筆

者は，医師・患者関係の構築できた医師がきちんと説明しておくことが最もよいと考えています．もちろん，キーパーソンとなる家族からどうしても本人に告知しないでほしいと強く要望される場合もあり，その際にはしないこともあります．ただ，基本的には患者さんや家族に病名と薬剤名をきちんと告げることが好ましいと考えています．

　早期診断，早期治療ができた患者さんでは，もの忘れはありますが判断力はしっかりとされていることも少なくありません．告知によって今後の人生設計について考える貴重な機会となると思います．成年後見制度などを利用して，認知症の症状が進行してからも，自分の望む生活を送ることができる可能性があります．

## B. 自動車運転について

　認知症患者は自動車運転ができないことになりました（道路交通法第103条第1項）．2017年3月に道路交通法が改正され，70歳以上の人は自動車教習所などで高齢者講習を受講することが義務づけられ，75歳以上の人は認知機能検査を受けなければなりません．

　自動車の運転の制限は，公共交通機関が利用しにくい地域では生活の範囲を狭めることになり，難しい問題をかかえています．運転能力は，認知症の種類によっても異なり，当然同じ疾患でも重症度によって異なります．軽症のアルツハイマー型認知症であれば，運転能力はそれほど問題ないと思われます．一方，前頭側頭型認知症ではわが道を行く行動をとりますので軽症であってもかなり問題です．もう少し，きめ細かい対応が必要と思われます．

　また，自動車の運転をやめた場合の，病院への通院や日常生活用品の買い物ができるような配慮も必要です．現在，自治体によっては，免許証を自主返納した方に半額のタクシー券を配布するなどの措置をとっているところもあります．診察場面で医師は，家族から「運転が危険なので本人にやめるように言ってください」というような依頼をよく受けま

す．しかし，なかなか本人が同意することはまれです．もし，万が一不幸にして患者が事故を起こした場合，医師は民事責任として善管注意義務違反を問われます．このことへの対策として医師は，本人と家族に「認知症患者は道路交通法で自動車の運転が禁じられている」という情報をきちんと伝えて，カルテに記載しておくことが望まれます．

　2020年6月に改正道路交通法が可決され2022年6月までにサポカー限定免許が創設されることが決まりました．サポカーとは，先進安全機能を備えた安全運転サポート車のことで，サポカーに限って運転ができるという免許です．サポカーであれば，認知症の人でも運転してよいということにはならないと思いますが，高齢者ドライバーの自主返納以外の選択肢が広がることは間違いありません．

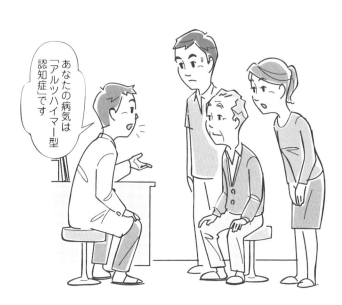

# 家族へのアプローチ

## POINT

- 医師の役割は薬物の投与だけではありません．家族へのアドバイス（患者本人への接し方，介護保険サービスの利用ほか）も重要な役割です．

## A. 家族へのアドバイス

　家族の認知症への正しい理解が，認知症の診療においては不可欠です．しばしば，認知症の BPSD が出現したらすぐ抗精神病薬を使用する，あるいは手に負えないから精神科へ紹介する，という話を聞きます．

　BPSD の出現は，しばしば家族の対応が適切でないために出現していることがあります．家族に適切な接し方，対応法をアドバイスすることで改善することもよくあります．具体的な例として，家族は，患者さんがしばしばもの忘れをするので，一生懸命忘れないように教育的指導をしていることがよくあります（**図1**）．子供と同じように教育すればよくなる，あるいは注意しないと症状がどんどんわるくなると思っているケースが少なくありません．当然のことながらそのような対応で忘れることが改善することはないので，結果的に家族が怒ってしまうということになります．認知症はもの忘れをする病気で教育的効果は少ないので，「一生懸命教えようとしないでください」とアドバイスするだけで，BPSD がよくなることをしばしば経験します．

　BPSD がひどくなると，家族は「今でもこんなに困るのに，今後さらに病状が進むととても大変なことになる」と考えてしまい，パニックに陥り，もう在宅ではみることは無理であると判断してしまうことがよく

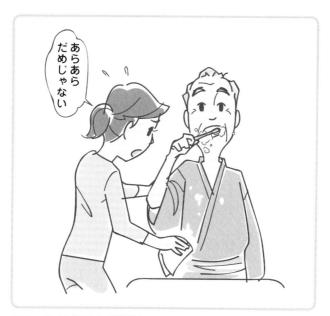

**図1　注意や指導は逆効果**

あります．認知症のBPSDの場合，必ずしも，認知症が進行すると
BPSDもどんどん並行して進行していくとは限りません．かえって
BPSDは軽くなることも多いのです．このような今後の予測をきちんと
説明することにより，家族の不安を取り除き在宅生活を継続できること
もあります（**図2**）．患者さん本人に安心感をもたせてあげるのと同様
に，家族にも安心感をもたせてあげることもとても重要であると考えま
す．

## B. 介護保険サービス利用のアドバイス

　認知症の介護は家族だけで抱え込んではいけません．介護保険を利用
した介護サービスの利用をお勧めすることも大事です．在宅サービス，
通所サービス，施設入所サービスなどがあります．通所サービスには，

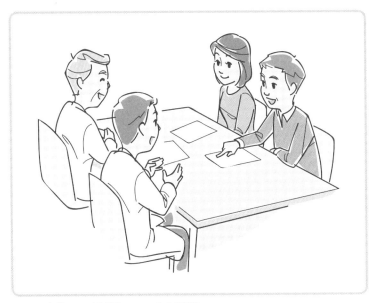

**図2　家族への予後についての説明**

デイサービスとデイケアがあり，よく利用されているものです．デイケアにはリハビリテーションがあり，積極的なリハビリテーションが必要な方にはデイケアを勧めてください．血管性認知症やレビー小体型認知症では，デイケアが必要な場合が多いです．デイサービスやデイケアでは連絡ノートを施設がつくっていることが多いので，外来診察時に持参していただくとサービス利用中の様子がわかって診療の参考になります．通所サービスを嫌がられる方がいますが，その際には在宅サービスとしてヘルパーサービスや訪問看護サービスなどをお勧めしてください．ヘルパーサービスは食事をつくったり，お掃除をしたり，入浴の支援をしたりという生活支援になります．訪問看護が医療処置や健康管理の支援になります．認知症高齢者は認知症以外にいろいろな病気をもっている場合が多いので，訪問看護による健康管理は有意義なものです．認知症高齢者は適切に自覚症状を訴えることができないので家族も気づかないことが多いです．訪問看護師さんが蜂窩織炎に早く気づいて受

診・治療につながり，事なきを得た経験があります．その他の在宅サービスでは，手すりを付けたり，段差をなくすための家の中のリフォームや車椅子や特殊ベッドのレンタルなどがあります．在宅での生活が難しい場合には施設入所サービスになります．施設にも介護老人保健施設，グループホーム，特別養護老人ホームなど種々あり，病状や家庭環境を考慮してどの施設にするか相談にのることも必要です．

　介護保険を申請する際には主治医意見書の作成が必要になります．その書き方は，11章で記載しておりますので参照してください．

# 10 専門医やケアスタッフとの連携

## POINT

- 初期の診断だけでなく，できれば1年に1回くらいは専門医に経過観察の診断を依頼してください.
- 認知症の診療において多職種連携は不可欠です. キーパーソンとなるケアマネージャーとはできるだけ連携をとってください.

## A. 専門医との連携

　かかりつけ医は認知症を疑い，診断が難しい場合には専門医へ紹介します. 専門医は診断と治療方針の決定を行います. 治療方針が決定したら，かかりつけ医に戻して経過をみていただき，症状が進行したり，困った症状が出現したりしたら，専門医へ紹介するとよいです. ただ，わるくなっていないようにみえて，実は病状が進行している場合もありますので，1年に1回くらいは専門医へ紹介することもお勧めです.

　アルツハイマー型認知症であれば，コリンエステラーゼ阻害薬（アリセプト，レミニール，イクセロンまたはリバスタッチ）の導入を専門医が行い，効果や副作用出現の有無を確認してから，かかりつけ医に戻すのがよいと考えます. コリンエステラーゼ阻害薬の初期導入はややデリケートなところがあり，丁寧に行う必要があります. その後，かかりつけ医が診療を行っていて問題が生じた場合や，対応に苦慮する場合には，また専門医を紹介すればよいのです. 専門医は問題が生じた理由を適切に診断し，対処法をアドバイスし，うまくいけば，またかかりつけ医が診療する……このような診療連携が望ましいと考えます（**3章図1**参照）.

薬剤の処方に関しては，アリセプト5mgから10mgへの増量，メマリーの追加などのアドバイスを専門医に相談することも大切です．

　レビー小体型認知症であればアリセプト（ドネペジル）の導入を，パーキンソン症状を有する例ではレボドパ製剤やトレリーフ（ゾニサミド）の導入を専門医が行い，効果や副作用出現の有無を確認してから，かかりつけ医に戻すのがよいと考えます．アリセプト（ドネペジル）はプラセボ対照二重盲検比較試験（第Ⅲ相試験）では，MMSEは10mg群のみ有効で5mg群では有意差が示されなかった[1]．このことから，適切な用量の設定まで専門医が行うことが望ましいと思います．パーキンソン症状への治療では，レボドパ製剤だけでよいかトレリーフ（ゾニサミド）を追加すべきかなど専門医が判断してから，かかりつけ医に戻すのがよいと考えます．初期にはパーキンソン症状が出ていなかったが，経過をみているうちに出現した場合など，専門医へ紹介するとよいです．BPSDが出現した際も，安易な抗精神病薬の投与は逆効果になったりしますので，専門医に相談いただけるとよろしいかと思います．

## B. ケアマネージャー（介護支援専門員）との連携

　地域においてはデイサービス，デイケア（リハビリテーションがある）などの通所サービス，ショートステイ（短期入所），施設入所（グループホーム，その他）などの施設サービス，ヘルパーサービス，家屋のリフォームをはじめとした在宅サービスなど各種の介護保険サービスが利用できます．どのサービスが今必要かを判断し，有効に活用するためには，ケアマネージャーとの連携が必須です．認知症診療において薬物療法とケアは車の両輪のような関係にあり，かかりつけ医とケアマネージャーあるいはケアスタッフとの密接な連携が求められています．

### 1. かかりつけ医の立場から
　かかりつけ医の立場からすると，患者さんが前回診察に来られた際に

まったく介護保険を申請する話をされなかったのに，次の週に突然役所から介護保険の主治医意見書が届くことがあります．介護保険のシステムを患者さんおよび家族が十分承知されていないことがあり，なかには医師が主治医意見書を書いていることすら知らない方もおられます．介護保険の書類は期限を切って作成を求められるため急ぎでの書類の作成を迫られ，十分な情報が得られないまま書類を書かないといけないことがあります．事前に，介護保険の書類作成を依頼する予定があること，そして現在の患者さんの状態と提供してほしいサービスについてケアマネージャーから連絡があれば，このようなことにならなくてすみます．

## 2. ケアマネージャーの立場から

　逆にケアマネージャーの立場からは，かかりつけ医に連絡がとれず，患者さんの医療に関する情報が得られず適切なサービスを提供できないこともよくあります．

## 3. 今後の課題

　このように，地域連携の中で最もできていないもののひとつがかかりつけ医とケアマネージャーとの連携であり，スムースな連携体制の構築が最も期待されています．ケアマネージャーが医療機関での患者さんの診察の際に同席できれば最もよいのでしょうが，現実的に全例で実施することは難しい状況です．

　そこで鳥取県中部のケアマネージャー協議会は中部医師会にお願いして医師にアンケートをとり，どういう方法で連絡をとるのがよいかを尋ねてみました．その結果，どの時間帯なら電話をしてもらってよい，訪問してもらうのがよい，FAXがよい，などの各医師の要望がわかり，連携が少しよくなってきていると聞いています．かかりつけ医とケアマネージャーの連携も大変重要な事項です（**図1**）．

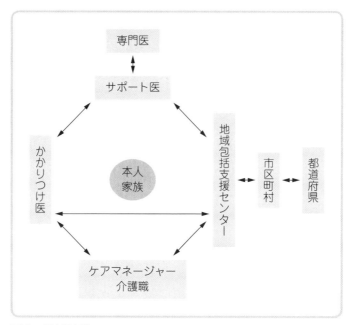

図1　地域連携

■文　献

1) Ikeda M, Mori E, Matsuo K et al : Donepezil for dementia with Lewy bodies : a randomized-controlled, confirmatory phase III trial. Alzheimers Res Ther **7** : 4, 2016

# 介護保険の主治医意見書の書き方

## POINT

- 主治医の意見書には，可能な限り病名を書きましょう．老年期認知症ではなく，アルツハイマー型認知症などの適切な病名を記載してください．
- 「その他特記すべき事項」には，具体的な介護に困っていることを記載してください．

　かかりつけ医にとって，介護保険の主治医意見書作成も重要な役割のひとつです．認知症の要介護度が適切に評価されていないことが，介護保険制度の中で大きな課題となっております．まずは，認知症を十分理解して適切な項目にチェックすることが求められます（**図1**）．

　まだ認知症の適切な診断がなされていない場合が多く，記憶力低下ありとしながら認知症という記載がなかったり，また，認知症あるいは老年期認知症という記載はあるものの，アルツハイマー型認知症などの具体的疾患名が書かれていなかったりします．特記すべき事項の箇所には，具体的に困っている事項を記載することが大切です．例としては，

3. 心身の状態に関する意見

| (1) 日常生活の自立度等について | | | | | | | | | |
|---|---|---|---|---|---|---|---|---|---|
| ・障害老人の日常生活自立度（寝たきり度） | □正常 □J1 □J2 □A1 □A2 □B1 □B2 □C1 □C2 | | | | | | | | |
| ・痴呆性老人の日常生活自立度 | □正常 □Ⅰ □Ⅱa □Ⅱb □Ⅲa □Ⅲb □Ⅳ □M | | | | | | | | |

| (2) 理解および記憶 | | | |
|---|---|---|---|
| ・短期記憶 | □問題なし □問題あり | | |
| ・日常の意思決定を行うための認知能力 | □自立 □いくらか困難 □見守りが必要 □判断できない | | |
| ・自分の意思の伝達能力 | □伝えられる □いくらか困難 □具体的要求に限られる □伝えられない | | |
| ・食事 | □自立ないし何とか自分で食べられる □全面介助 | | |

| (3) 問題行動の有無（該当する項目全てチェック） | | | | | | |
|---|---|---|---|---|---|---|
| □有 　　□無 | | | | | | |
| （有の場合）→ | □幻視・幻聴 □妄想 □昼夜逆転 □暴言 □暴行 □介護への抵抗 □徘徊 | | | | | |
| | □火の不始末 □不潔行為 □異食行動 □性的問題行動 □その他（ 　　　　） | | | | | |

**図1　認知症の症状に関するチェック項目**

要介護認定に必要な医学的なご意見等をご記載して下さい．なお，専門医等に別途意見を求めた場合はその内容，結果も記載して下さい．（情報提供書や身体障害者申請診断書の写し等を添付して頂いても結構です．）

> なべこがしが頻回にあり火の不始末のため火事
> を起こす危険がある。
> さらに、尿便失禁が頻繁にあり、家族は常時
> 注意と介助を行っている。このため通所サー
> ビスが必要と考える。

**図2　特記すべき事項の記入の実例（その1．はじめてサービスを受ける場合）**

「火の不始末のため火事を起こす危険がある，尿便失禁が頻繁にある，このため家族は常時注意と介助が必要である」などです（**図2**）．また，たとえば通所サービスを利用している場合では，サービスが有効であるか否かを記載する必要があります．「外出をせず，家の中で何もせずに過ごしていた方が，通所サービス利用によって生活にリズムができ，積極的に物事に取り組むようになり，また主たる介護者である家族も，本人が通所サービスを利用している間リフレッシュでき，よりよい介護ができるようになった」というようなことです（**図3**）．このような記載により，「継続してサービスを利用することが望ましい」と判定される可能性があります[1]．

火の不始末や尿便失禁が頻繁にあり，家族は
常時見守りが必要であったが，デイサービスを
利用しだしてから家族の負担が軽減し，また，
その時間帯はリフレッシュできている。
本人も以前は家に閉じこもりがちであったが，
デイサービスに行き出してから生活のリズムが
良くなり生き生きとしている。
以上のように，通所サービス利用により，
良い効果が得られており，継続した利用が
望ましいと考える。

**図3　特記すべき事項の記入の実例（その2．継続してサービスを希望する場合）**

■文　献

1）浦上克哉：痴呆症の治療意義と適切なケアについて―主治医意見書のポイントを含めて．癌と化療 **30**：49-53，2003

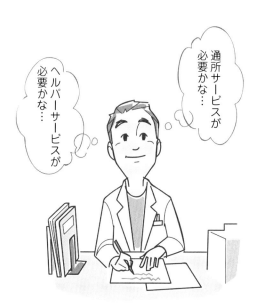

# 12 認知症予防の最新の話題

---

**POINT**

● 認知症の危険因子の4割は修正可能な要因と報告されています．生活習慣病（高血圧，糖尿病，脂質異常症）の治療に加えて，認知症予防のための生活習慣へのアドバイスもしていただければと希望します．

## A. 認知症予防のエビデンス

　「認知症は治らない病気だから予防なんかできるはずがない」といわれ，認知症予防は禁句のように長年考えられてきました．しかし，最近は認知症予防に関する科学的なエビデンスが蓄積され，認知症予防に否定的な意見は少なくなりました．2017年Lancet誌に認知症の危険因子の35％は修正可能なものであると報告されました（**図1**）[1]．以前は修正可能な要因は0％といわれてきたものが，修正可能な要因が35％と報告されたことは大きな驚きでした．危険因子が各年代で異なることも重要な指摘です．Early lifeにおいては低い教育レベル，Midlifeにおいては難聴，高血圧，肥満，Late lifeにおいては喫煙，抑うつ，運動不足，社会的孤立，糖尿病が危険因子です．予防へのアプローチの際に，各年代の危険因子に対して行う必要があることを示しています．たとえば，肥満はMidlifeでは危険因子ですが，Late lifeでは危険因子ではありません．Late lifeになっても，肥満対策をMidlifeと同様に行っていたら，よかれと思ってわるいことをしていることになります．この報告で最も注目されたのが，難聴が9％と最も大きな危険因子であるということでした．これまで，補聴器は聞こえがかなりわるくなってから使用を勧められていましたが，これからは認知症予防のために早めに補聴器をお勧

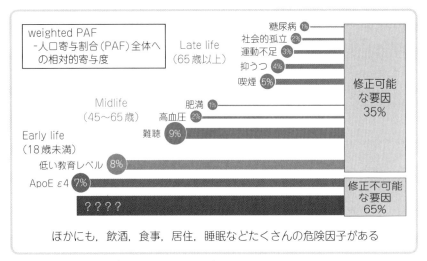

図1　認知症発症の危険因子（2017年）

[Livingston G et al：Lancet **390**（10113）：2673-2734，2017より作成]

めしたほうがよいと考えます．また，より早期から，聴覚訓練（リハビリテーション）を行うことも検討されています．2020年Lancet誌にさらにアップデートされた認知症の危険因子について報告されました（**図2**）[2]．増えた因子としては，Midlifeにおいてはアルコールの過剰摂取，外傷性脳損傷，Late lifeにおいては大気汚染です．2017年の報告では修正可能な要因が35％だったのが，40％にアップしました．わずか3年で5％も増えたことは驚きです．今後，さらに増えることが期待されます．

## B. 認知症検診および予防教室への取り組み

### 1．検診と予防教室

　ひとたび認知症になると，残念ながら今の医療では治してあげることはできません．しかし，軽度認知障害（mild cognitive impairment：MCI）の段階で適切な予防対策を打てば，正常に復帰する（reversion），

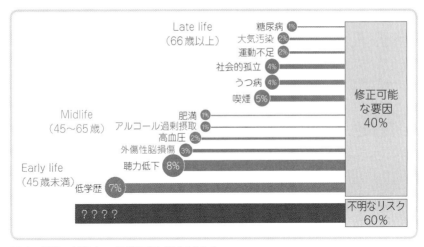

**図2 認知症発症の危険因子（2020年）**
[Livingston G et al：Lancet：**396**（10248）：413-446，2020より作成]

正常に復帰できなくとも MCI に留まることができる可能性が示唆されています．

　そこでわれわれは，MCI を早期発見するために前述したタッチパネル式コンピューターを用いた認知症スクリーニング機器（物忘れ相談プログラム：MSP）を使用して住民検診を開始しました[3]．鳥取県琴浦町の65歳以上の住民で介護保険を受けていない方を対象とし，1次検診として物忘れ相談プログラム（**5章図6**）を実施し13点以下（15点満点）を2次検診対象者としました．2次検診としてタッチパネル式認知症治療評価スケール（TDAS，**5章図31**）を施行し，6点以下は正常範囲，7〜13点を認知症予防教室対象者とし，14点以上を専門医療機関への紹介としました．

　認知症予防教室は週1回2時間，3ヵ月間実施しました．予防教室の内容としては運動（**図3**）と知的活動（**図4**）を大きな2本柱として，その他，料理やお菓子をつくったり，小旅行に出かけたりと楽しい時間を過ごすことを目標としています．

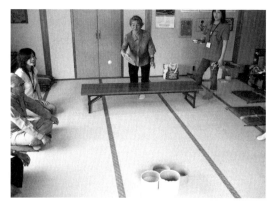

図3　認知症予防教室
　　　（運動）

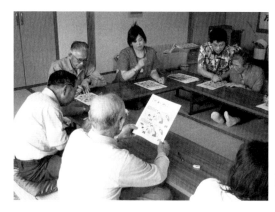

図4　認知症予防教室
　　　（知的活動）

## 2. 効　果

　3ヵ月後にTDASを再度行って予防教室参加前と比較したところ，有意な改善が得られました（**図5**）[3]．さらに，3年後の追跡調査でも有意な改善が続けて認められました（**図6**）．自然経過としてMCIは3年以内に高率に認知症に移行することが報告されており，3年間改善効果が続いていることは，明らかに認知症への進展が防止できたと考えてよいと思います．

　従来行われていた予防教室では客観的評価がまったくなされていなかったり，MMSEで評価しているものが大部分でした．MMSEは本来

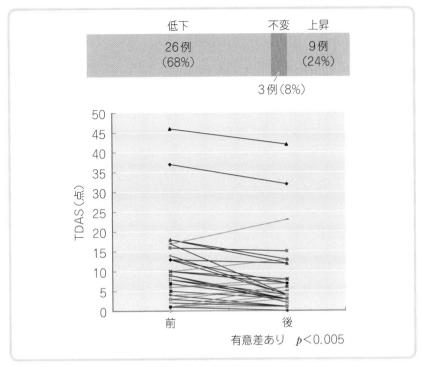

**図5　TDASで評価した認知症予防教室の効果**

平均2.1点の低下（改善傾向）

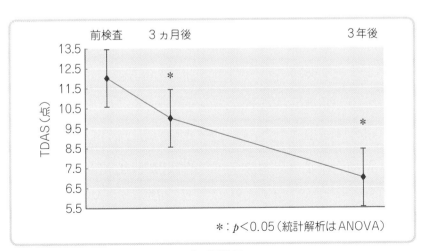

**図6　認知症予防教室の短期および長期効果**

**115**

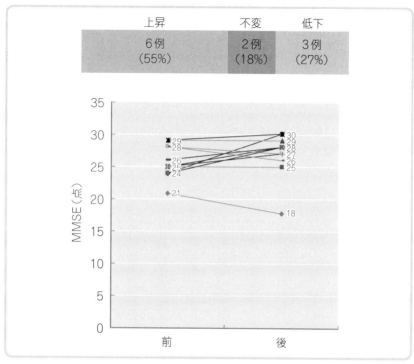

**図7　MMSEで評価した認知症予防教室の効果**

全部で11例の前後比較を行いましたが，点の変化に有意性はありませんでした．
しかし6例が点の上昇，2例が不変と，合わせて73％が進行性の認知症を抑制でき
ており，平均も1.2点の上昇を示しました．
下のグラフは個別のデータを示したものですが，25点～30点の間で点が変化して
おり，全体的にあまり点の変化がないのがわかると思います．

認知症のスクリーニング検査であり，これを評価に用いることは適当で
はありません．そこでわれわれは，世界的に認知症の治療評価法として
確立しているADASを導入したTDASを用いて評価を行いました．両
者により比較をしてみますと，MMSEでは55％しか改善例を見出せま
せんでしたが（**図7**），TDASでは68％の改善例を見出すことができ，
TDASの有効性を示唆する所見を得ました（**図5**）．この方法は専門の臨
床心理士を必要とせず，時間も短時間で施行でき，地域の予防検診や予
防教室の評価に適しています．時間はADASが約60分かかりますが，

TDASだと約20分で可能です．さらに3年後の追跡調査でも有意な改善が続けて認められました（**図6**）．前述したようにMCIが2〜3年以内に認知症に進行するという報告があることから考えますと，MCIが3年間悪化せずに経過しているということは，確実に認知症予防効果があったといってよいでしょう．このような認知症予防教室は鳥取県の琴浦町以外の地域，広島県三次市でも実施していますが，いずれも類似した改善効果を示しています[4,5]．

　しかし，いくつか予防教室の効果を評価したところ**図8**のごとく改善効果にばらつきがあることがわかりました[6]．この原因のひとつとして予防教室のプログラム内容が問題ではないかと考えられます．そこで，現在行われている予防教室のプログラム内容を検討したところ，内容が偏っていないほうがよいことがわかりました（**図9**）[6]．運動はよいプログラムではありますが，運動ばかりに偏っているところではあまりよい成果が得られず，バランスよく種々の内容を組み合わせているところがよい成果が得られていました．また，予防教室自体が楽しいことは重要なのですが，**図10**のごとく効果があった人も，あまり効果がなかった人でも楽しいと感じています．このことから，効果判定には本人が楽しいと感じればよいということではなく，適切な評価が必要であることを示唆しています．

## 3. とっとり方式認知症予防プログラムの開発と普及

　平成16年から取り組んできた鳥取県琴浦町での認知症予防事業の成果が評価され，鳥取県と日本財団から研究費をいただき，鳥取県伯耆町に研究のフィールドとしてのご協力をいただき，とっとり方式認知症予防プログラムの開発研究を行うことができました[7]．これは，鳥取県琴浦町で行ってきた予防対象者の選定法と予防プログラムのエビデンスを得ることが目的です．65歳以上の高齢者を対象として，物忘れ相談プログラム（MSP）とTDASプログラムを用いて軽度認知障害（MCI）レベルの人を選定し，予防プログラムを行いその有効性を検証します．MCIレベルの136名を前半介入群と後半介入群の2群に無作為に分け

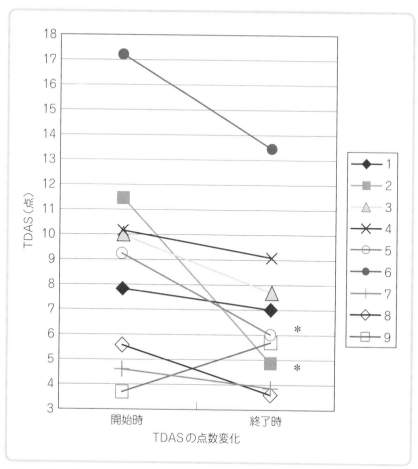

**図8　地区ごとにみた TDAS の点数変化**
地区9を除くすべての地区で終了時に点数が減少していた.
有意に減少していたのは，地区2（$p=0.028$）および地区5（$p=0.017$）であった.
[Ito Y, Urakami K：Psychogeriatrics **12**：3-10, 2012より引用]

て，予防プログラムの有効性を比較検討します（**図11**）. 介入内容は，
運動と知的活動が2本柱で，その間の休憩中に水分補給をしながらコ
ミュニケーションと座学を入れます（**図12**）.
　運動プログラムでは，ストレッチ，有酸素運動，筋力訓練が主たるメ
ニューです（**図13**）. 有酸素運動は脂肪燃焼効果が高くメタボリックシ

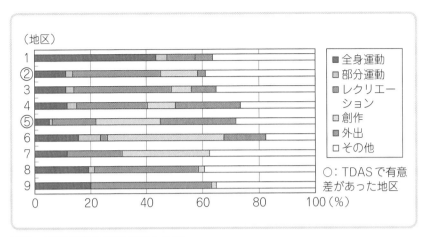

**図9　予防教室のプログラム内容**

地区1で全身運動が43.4％，地区6で創作が41.6％，地区8と9でレクリエーショ
ンがそれぞれ37.2％，43.1％と多く実施されていた．
地区2と地区5ではすべてのカテゴリーを含み，1つのカテゴリーに大きく偏るこ
となく実施されていた．

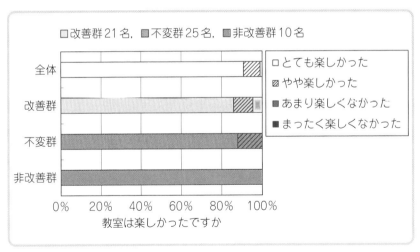

**図10　対象者の主観的評価**

主観的評価がある87名のうち，TDASの点数変化のデータがある56名を3群化した．
「とても楽しかった」，「やや楽しかった」を合わせると98.8％が楽しかったと評価
していた．
TDASの3群別の回答割合に有意差はなく，3群ともに全体と大きく変わらなかった．

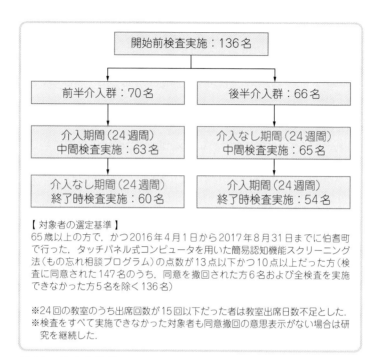

**図11　検査実施状況**

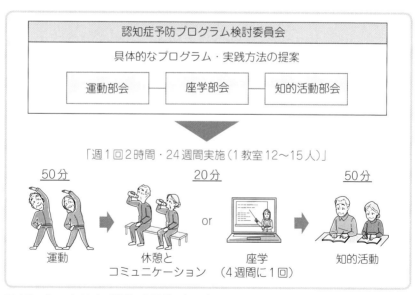

**図12　とっとり方式認知症予防プログラム**

● 準備運動（10分）
　-深呼吸，肩甲骨運動，体幹回旋，骨盤運動，ストレッチ
● 有酸素運動，筋力運動（35分）
　-片脚立位，足踏み，足踏みしながら認知課題を行う，
　椅子スクワット，サイドステップ，歩行
● 整理体操（5分）
　-深呼吸，肩甲骨運動，体幹回旋，骨盤運動，ストレッチ

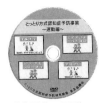

（成果物：運動の
DVD作成）

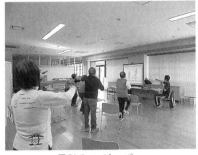

足踏み＋グーパー

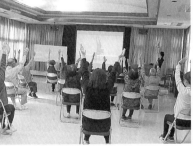

大きく深呼吸

**図13　運動プログラム**

ンドローム対策として有名であり，脳内の神経栄養因子を増やすとされ推奨されています．しかし，気をつけないといけないのは，有酸素運動をやりすぎると筋肉量を落としてしまうことです．高齢者は，加齢とともに筋肉量が減少してきます．それに，有酸素運動をやりすぎると，さらに筋肉量を落とすことに拍車をかけます．若い方でもいえることですが，高齢者では特に注意が必要です．本プログラムでは，そこで有酸素運動と筋力訓練をバランスよく取り入れるように工夫してあります．その前後の準備運動と整理体操の中でストレッチを加えます．ストレッチは体の柔軟性を得るのによい運動です．

　知的活動は，頭を使って指先を動かすような活動を意味します．知的活動プログラムの具体的な項目としては，近時記憶課題，視空間認知課題，作業記憶課題，注意課題，遂行力課題，計算力課題，判断力課題，思考力課題の8項目です（**図14**）．すべての認知機能を効果的に刺激で

| | 1週目 | 2週目 | 3週目 | 4週目 |
|---|---|---|---|---|
| 導入部(10分) | 年月日確認<br>一言で答える課題 | 年月日確認<br>一言で答える課題 | 年月日確認<br>一言で答える課題 | 年月日確認<br>一言で答える課題 |
| 個人で行う知的活動<br>(15分) | 近時記憶課題<br>(記憶力ゲーム) | 視空間認知課題<br>(貼り絵、塗り絵) | 作業記憶課題<br>(クロスワード) | 注意課題<br>(文字探しゲーム) |
| 全体で行う知的活動<br>(20分) | 遂行力課題<br>(手指を使うゲーム) | 計算力課題<br>(数字を使うゲーム) | 判断力課題<br>(お手玉遊び) | 思考力課題<br>(歌詞合わせゲーム) |
| 感想(5分) | 教室の振り返り | 教室の振り返り | 教室の振り返り | 教室の振り返り |
| | 5週目 | 6週目 | 7週目 | 8週目 |
| 導入部(10分) | 年月日確認<br>一言で答える課題 | 年月日確認<br>一言で答える課題 | 年月日確認<br>一言で答える課題 | 年月日確認<br>一言で答える課題 |
| 個人で行う知的活動<br>(15分) | 遂行力課題<br>(カレンダー作り) | 計算力課題<br>(計算問題) | 判断力課題<br>(パズル) | 思考力課題<br>(50音作文) |
| 全体で行う知的活動<br>(20分) | 近時記憶課題<br>(カード合わせ) | 視空間認知課題<br>(文字あてゲーム) | 作業記憶課題<br>(塩・ゴマせんべい) | 注意課題<br>(音あてゲーム) |
| 感想(5分) | 教室の振り返り | 教室の振り返り | 教室の振り返り | 教室の振り返り |

※「認知機能を使う刺激を与える活動」を、本研究の知的活動の定義とする.
※ 導入部は、年月日確認と「昨日の晩御飯は何でしたか?」というような一言で答えてもらえる課題を行う.
※ 8週を1セットとして、同じ内容を3セット(24週)行う.

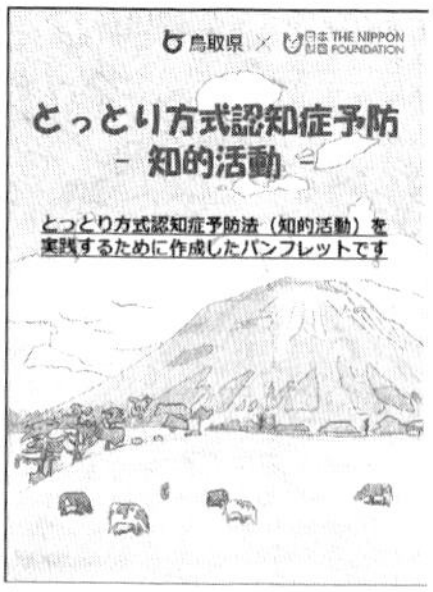

(成果物:パンフレット作成)

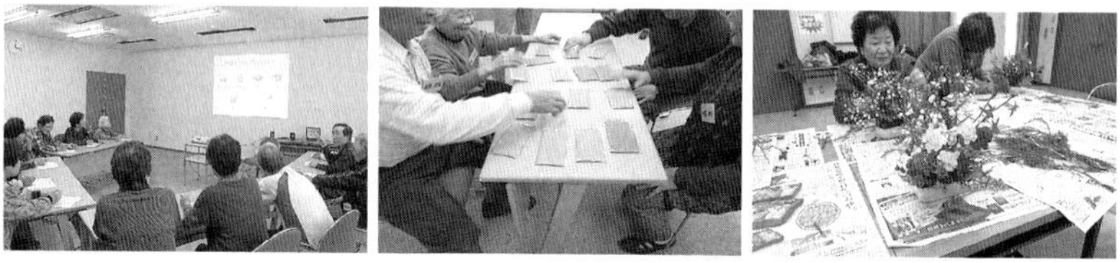

**図14　知的活動プログラム**

きる課題になっています.

　今回の工夫として、個人でできる内容と集団で行える内容の2つを準備したことです. 集団に入ってすることを好まない方やコロナ禍でステイホーム状態でも可能なものになります. 運動と知的活動の間に休憩時間を設けて、この間にコミュニケーションをとっていただきます. コロナ禍では、マスクを着用のうえ、大声にならないように注意が必要です. また、4週間に1回は座学の時間を設けます. 座学プログラムでは、認知症および認知症予防への正しい知識を得ていただくためです(**図15**). 鳥取県内の各方面の専門家に講義をしていただきました. 結果としては、認知機能の有意な改善と身体機能の有意な改善が得られました(**図16**). 身体機能では上下肢の筋力アップと柔軟性の向上がみられました. 筋力アップは転倒の防止につながりますし、柔軟性は転倒した際の骨折の防止につながります(**図17**). このような結果から、とっとり方式認知症予防プログラムの有効性が確認できたので、現在普及活動を行っ

● 導入：教室を始めるにあたって
　『 認知症予防の可能性と重要性を紹介 』
　　　　　　　　　　　　　鳥取大学医学部保健学科・教授　浦上克哉先生

● 1回目：認知症とは
　『 認知症の定義や症状を紹介 』
　　　　　　　　鳥取大学医学部脳神経医科学講座脳神経内科学分野・講師　和田健二先生

● 2回目：認知症 ～生活習慣病編～
　『 生活習慣病を中心に認知症発症に関連する因子を紹介 』
　　　　　　　　鳥取大学医学部脳神経医科学講座脳神経内科学分野・助教　足立正先生

● 3回目：認知症予防 ～生活習慣編～
　『 認知症予防に効果的な生活習慣を紹介 』
　　　　　　　　　鳥取短期大学生活学科食物栄養専攻・教授　野津あきこ先生
　　　　　　　　鳥取大学医学部脳神経医科学講座脳神経内科学分野・助教　足立正先生

● 4回目：認知症予防 ～社会交流編～
　『 認知症予防における社会的交流の重要性やコツを紹介 』
　　　　　　　　鳥取大学大学院医学系研究科臨床心理学専攻・准教授　竹田伸也先生

● 5回目：早めの相談・対応 ～気付いた時の第一歩～
　『 認知症の早期発見・相談の場・関連制度を紹介 』
　　　　　　　　　　　　　　　　　　渡辺病院・理事長　渡辺憲先生

● 6回目：認知症予防のできる町づくりを目指して
　『 地域包括ケアシステムにおける認知症予防を紹介 』
　　　　　　　　　　　　　鳥取大学医学部保健学科・教授　浦上克哉先生

**図15　座学プログラム概要**

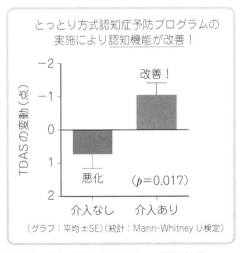

**図16　認知機能（TDAS）の解析結果**

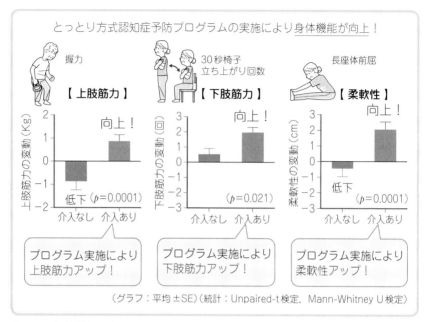

図17 身体機能の解析結果

ています（**図18**, **図19**）. コロナ禍で予定どおりには進んでおりません
が，鳥取県内への普及は進んでいます. また，鳥取県以外でも関心を
もっていただき，取り組みを始めたり，検討いただいている市町村が増
えています（**図20**）. 日本認知症予防学会としても，認知症予防の科学
的なエビデンスの構築とともに，認知症予防の普及活動を行っていくこ
とを重要な使命と位置づけています.

## C. アロマセラピー

われわれはアルツハイマー型認知症患者へのアロマセラピーの有効性
を検証し，予防教室のプログラムへの導入を試みています. アロマセラ
ピーはこれまで認知症のBPSDに有効であることは報告されていまし

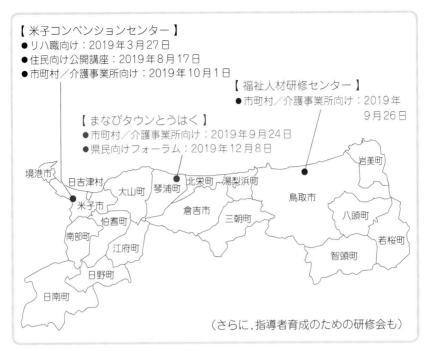

**図18 指導者と住民への普及活動**

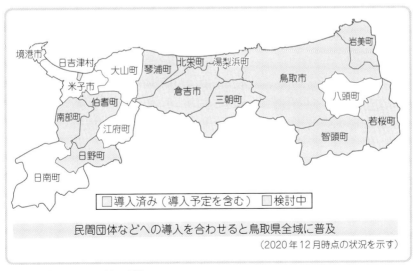

**図19 鳥取県内の普及状況**

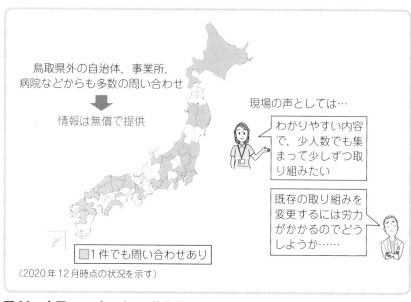

図20　全国へのプログラム普及状況

たが，われわれは中核症状にも有効である可能性を指摘しました（**図21〜23**)[8]．

　アロマオイルの組み合わせとしては，昼用がレモンとローズマリー・カンファーの配合，夜用が真正ラベンダーとスイートオレンジの配合が最も効果的であることを見出しました（商品名：浦上式アロマオイル，ナンバメイト社製）．昼用で脳を活性化し，夜用で疲れた脳を癒すという効果を期待しています．夜用は，癒し効果のためにさらに睡眠を改善することも期待されます．認知症高齢者はおおむね睡眠障害があり，睡眠薬を処方して欲しいという依頼があります．睡眠薬を使うと，夜間トイレに起きてふらついて転倒し大腿骨骨頭骨折を罹患することが頻繁にあります．夜用アロマは睡眠障害のある方に有効である可能性があります．アルツハイマー型認知症の原因蛋白であるアミロイドβ蛋白は主として昼間分泌され，夜間眠っている間に除去されるとされています．そのため，夜の睡眠時間が短い人や睡眠の質がわるい人はアミロイドβ蛋白の除去がうまくできず蓄積していきアルツハイマー型認知症を発症し

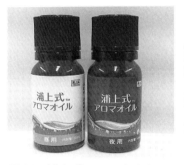
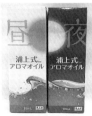

**図21　浦上式アロマオイル**

アロマペンダント（昼用にお勧め）
（昼用精油：専用のアロマペンダントに2～3滴ほど滴下し着用）

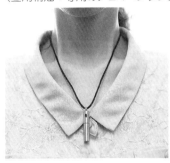
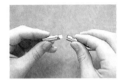
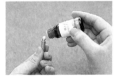

アロマディフューザー（夜用にお勧め）
（夜用精油：専用の芳香器に2～3滴ほど滴下し使用）

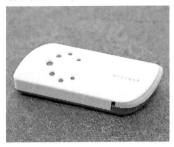
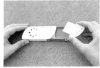

**図22　アロマセラピーの実施法**
少なくとも2時間の拡散が目安

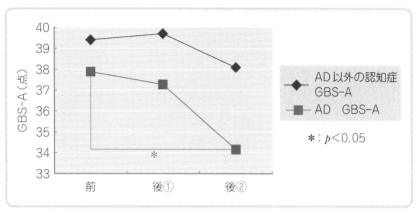

**図23　アロマセラピーによる知的機能の改善**

GBSの結果です．特に知的機能についてみる項目です．GBSは点数が高いほど重症であり，低くなるほど認知症症状が改善したといえるものです．AD以外の認知症の平均値では，有意差はみられませんが，AD患者のみの平均値をとると，有意に改善していました．

ていくと考えられています．そのようなことから，当初は，昼用が主役で，夜用は脇役と考えておりましたが，今は昼用が主役であることは変わりありませんが，夜用も準主役級の脇役と位置づけております．動物実験で検討したところ，浦上式アロマオイルはアミロイドβ蛋白を減少させる効果が確認されました[9]．

　現在は，さらに認知症予防に有効なアロマオイルがないか検討中です．

## ▋ D. トリゴネコーヒー

　コーヒーの成分には，カフェイン以外にトリゴネリンがあり，抗認知症作用が報告されています[10]．濃度の差異はありますが，コーヒー豆にはおおむね含有されているものです．しかし，インスタントコーヒーでは製造過程でトリゴネリンはほとんど失活しています．また，トリゴネリンはコーヒーの入れ方によっても濃度が変わってくるのですが，誰が入れても高濃度のトリゴネリンが含有されるように開発されたトリゴ

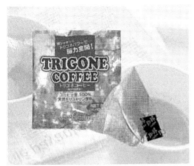
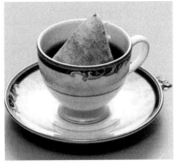

**図24 トリゴネコーヒー**

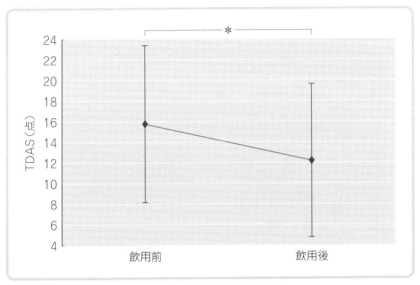

**図25 トリゴネコーヒーによる認知機能改善**

ネコーヒー（澤井珈琲，**図24**）を MCI 30名に飲んでもらったところ，TDASで有意な点数の改善がみられました（**図25**）．認知症予防教室，デイサービス，デイケア，その他いろいろなサービスの中にティータイムの時間がありますので，その機会により有効な飲み物を提供することも重要ではないかと考えます．コーヒーを飲む習慣の人であれば，それをトリゴネコーヒーに変えていただくだけでよいので，続けやすい方法のひとつと考えます．

## E. 今後の展望

　認知症は治療や予防の可能性が期待でき，今後さらなる早期発見が期待されるところとなっています．地域包括支援センターを中心とした認知症検診のみならず，医師会レベルなどさまざまな様式での検診にも期待したいところです．

### ■文　献

1) Livingston G, et al : Dementia prevention, intervention, and care. Lancet **390** : 2673-2734 : 2017
2) Livingston G, et al : Dementia prevention, intervention, and care. 2020 report of the Lancet Commission. Lancet **396** : 413-446 : 2020
3) 斉藤　潤，井上　仁，浦上克哉ほか：認知症予防教室における対象者の判別法と評価法の検討．Dementia Japan **19** : 177-186, 2005
4) 浦上克哉，大谷るみ子，千葉　潜ほか：軽度認知障害に対する予防介入効果の検討．厚生労働省科学研究費補助金　平成18年度報告集
5) Urakami K : Prevention of dementia. Psychogeriatrics **7** : 93-97, 2007
6) Ito Y, Urakami K : Evaluation of dementia prevention classes for community-dwelling older adults with mild cognitive impairment. Psychogeriatrics **12** : 3-10, 2012
7) Kouzuki M, Urakami K et al : A program of exercise, brain training, and lecture to prevent cognitive decline. Ann Clin Transl Neurol **7** : 318-328, 2020
8) 木村有希，綱分信二，浦上克哉ほか：アルツハイマー病患者に対するアロマセラピーの有用性．Dementia Japan **19** : 77-85, 2005
9) Okuda Fujiya Y, Urakami K et al : Aromatherapy improves cognitive dysfunction in senescence-accelerated mouse prone 8 by reducing the level of amyloid beta and tau phosphorylation. Pros One **15** : e0240378, 2020
10) Tohda C, Nakamura N, Komatsu K et al : Trigonelline-induced neurite outgrowth in human neuroblastoma SK-N-H cells. Biol Pharm Bull **22** : 679-682, 1999

# 13 認知症診療の今後の展望

---
**POINT**

• 疾患修飾薬による治療や血液バイオマーカーによる診断が可能となる時代も近いと思われます.
---

## A. 疾患修飾薬（根本治療薬）

　アルツハイマー型認知症の根本治療につながることが得られる薬剤を疾患修飾薬といいます. その疾患修飾薬に該当する薬剤であるアデュカヌマブ（aducanumab）が2021年6月8日に米国食品医薬局（FDA）により条件付きながら承認されました. 本剤はバイオジェンとエーザイが共同開発した脳内のアミロイドβプラークを減少させるヒトモノクローナル抗体です. 認知機能低下（悪化）を抑制し, 金銭管理, 家事（掃除, 買い物, 洗濯など）や単独での外出などの日常生活動作におけるベネフィットが得られることが期待されます. 投与方法は4週間に1回注射で行われます. 年間の薬剤費は5万6,000ドル（日本円に換算すると約613万円）と高価です. 対象はアルツハイマー型認知症の前段階のMCIと軽度のアルツハイマー型認知症です. わが国でも, 2020年12月10日に本剤の承認申請が厚生労働省になされており, 承認されることが期待されます. 条件付きというのは, 臨床的なデータが十分とは言えないが, 効果が期待できるということで早く患者さんに届けようということで, 今後の経過次第では取り消しもあるということです. これまでアミロイドβプラークを減少させることが期待される薬剤が多く治験に失敗してきたため, あきらめムードが漂っていました. そういう状況下でアデュカヌマブが承認されたことで, これまで治験に失敗してきた製薬

メーカーもやる気が出るのではないかと期待しています.

　アミロイドβ蛋白に作用するものだけでなくリン酸化タウ蛋白に作用する薬剤の開発も期待されます.

## B. 診断のためのバイオマーカー

　疾患修飾薬の対象として発症前のアルツハイマー型認知症なども考えられ，症状が出ていない段階を診断するためにはバイオマーカーが必要となります．現時点で可視化が可能な画像検査としてはアミロイドPETイメージングとタウPETイメージングがあります（図1）．生化学的バイオマーカーとしては髄液中アミロイドβ蛋白とリン酸化タウ蛋白の測定があります．アミロイドPETイメージングやタウPETイメージングはPETの機器を有している施設がきわめて少なく，またコストの問題も課題としてあげられます．髄液中アミロイドβ蛋白やリン酸化タウ蛋白の測定は高価な機器を必要とせず，コストも少なくて済みます．しかし，髄液検査を行える医師が少なく大きな課題となっています.

　そのような中，期待されているバイオマーカーが血液中でのアミロイドβ蛋白の測定であり，Nakamuraらは血液中アミロイドβ蛋白の測定でアルツハイマー型認知症の診断に役立つことを報告しています[1]．アミロイドβ蛋白以外では，われわれのグループは髄液中で見出した糖鎖異常をもったトランスフェリン（WGA結合トランスフェリン）が血液中でも同様に新規バイオマーカーとして有用であることを見出しました（図2，図3）[2]．糖鎖異常をもったトランスフェリンは，アルツハイマー型認知症では健常者に比較して有意に高値をとり（図2），アミロイドβ蛋白より早期の変化であることがわかりました（図3）．今後，アルツハイマー型認知症の早期発見に役立つことが期待されます.

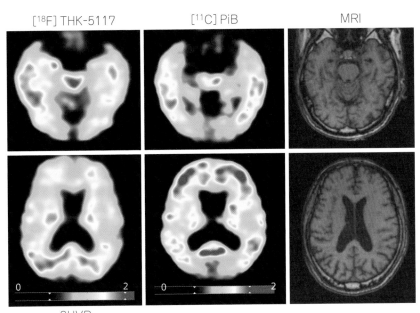

SUVR
57y.o., MMSE 22

**図1 アルツハイマー型認知症におけるタウ（左）およびアミロイド（中央）病理を画像化**

［東北大学加齢医学研究所 荒井啓行先生，工藤幸司先生，東北医科薬科大学 岡村信行先生のご厚意による］

## ▌ C. 今後への期待

　かかりつけ医は認知症診療の主役であり，早期診断，治療，予防において重要な役割を期待されています．アルツハイマー型認知症の疾患修飾薬がわが国でも使用可能になると思われます．アルツハイマー型認知症は「不治の病気」から「予防・治療が可能な病気」へと大きく変貌してきています．多くのかかりつけ医に，認知症診療に関心をもって，実践していただきたいと願っています．

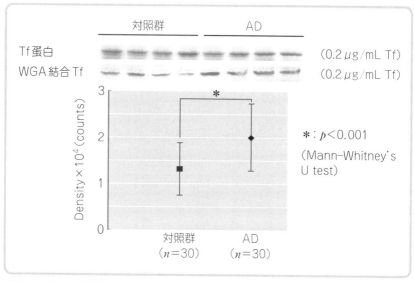

図2　血清中 WGA 結合トランスフェリン量

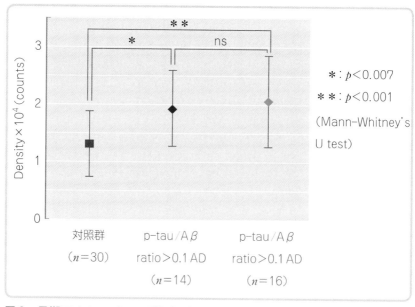

図3　早期アルツハイマー型認知症とアルツハイマー型認知症における血清中 WGA 結合トランスフェリン量

■文　献

1) Nakamura A, Kaneko N, Villemagne VL et al : High performance plasma amyloid-$\beta$biomarkers for Alzheimer's disease. Nature **554** : 249-254, 2018
2) Taniguchi M, Okayama Y, Hashimoto Y et al : Sugar chains of cerebrospinal fluid transferrin as a new biological marker of Alzheimer's disease. Dement Geriatr Cogn Disord **26** : 117-122, 2008

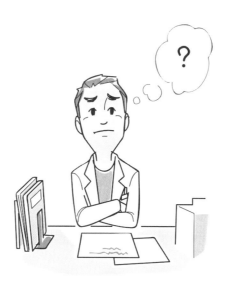

## Q 1. かかりつけ医が認知症を診療する際，どのような場合に専門医に紹介したらよいでしょうか？

アルツハイマー型認知症の典型例は，かかりつけ医で診断・治療をしてほしいと思います．ですので，アルツハイマー型認知症の非典型例や，それ以外の認知症の可能性があり診断に自信がもてない場合は紹介してください．また，軽度認知障害（mild cognitive impairment：MCI）なのか初期のアルツハイマー型認知症なのかわからない場合も紹介してください．

また，認知症の治療をしていて，症状（中核症状，BPSD）が悪化してきた場合に，治療法あるいは対応方法がよくわからない場合は紹介してください．

## Q 2. 抗認知症薬はいつまで投与できるのでしょうか？

抗認知症薬の投与を中止するタイミングとして，①病状の変化により副作用が出現したとき，②全介助または寝たきりになったとき，③食事の経口での摂取ができなくなったとき，などが目安とされています．

しかし，画一的に考えるべきではないと考えます．たとえば，②の寝たきりになったら中止という場合ですが，寝たきりになっても抗認知症薬の投与でお話ができ笑顔がみられていた方が，投与の中止でまったく反応がなくなってしまった方がおられます．家族の強い希望もあり抗認知症薬を再開したところ，またお話ができ笑顔がみられるようになりました．③の食事の摂取ができなくなった場合も，薬が飲み込めないとい

う問題もありますが，イクセロンやリバスタッチパッチのようなパッチ剤もあり服薬継続は可能です．

目安として参考としたうえで，1例1例丁寧に診て中止のタイミングを検討いただければと思います．

## Q 3. コリンエステラーゼ阻害薬（アリセプト，レミニール，イクセロンまたはリバスタッチ）処方時に消化器症状が出た場合の対応は？

消化器系の副作用としては，悪心，嘔吐，下痢，胃部不快，食欲不振などがみられます．筆者らの経験では消化器系副作用は出現しやすいものですが，重篤なものはほとんど経験していません．対策としては，少量を長めに使う，あるいは症状にあった胃腸薬を併用することで，ある程度対応可能と考えています．これらの副作用の出やすい患者さんとしては，もともと食欲低下のある人，食事摂取量の極端に少ない人，胃腸が弱い人などです．薬剤投与前に，必ずこのようなことを確認して，消化器系副作用の出やすい患者さんに事前に適切に対応すればよいと考えます．

## Q 4. コリンエステラーゼ阻害薬（アリセプト，レミニール，イクセロンまたはリバスタッチ）処方時にイライラ感，興奮がみられた場合の対応は？

アリセプトの場合，投与量を3mgからすぐに5mgに増量せず，3mgでしばらく経過をみます．また，5mgに一度増量してからイライラ感や興奮がみられた場合に3mgに戻して経過をみます．あるいは，アリセプトの減量はせず，グラマリール（一般名：チアプリド塩酸塩，25mg）1錠を夕食後に投与します[1]．レミニール，イクセロンまたはリバスタッチの場合も同様です．

イライラ感，落ち着きのない行動などがみられる際，薬剤の副作用で

はなく効果がみられている途中の過程であることもあります．薬剤投与開始により，意欲がみられ何かをしたいと思うが，まだ改善が不完全で何をしてよいかわからないため，うろうろして落ち着きのない行動と家族から評価されたり，また家族からそのことを注意されイライラするということもあります．このような場合は，「薬剤の改善効果がみられているかもしれない」と大きな気持ちで見守ってください．

## Q 5. コリンエステラーゼ阻害薬（アリセプト，レミニール，イクセロンまたはリバスタッチ）治療は何歳まで可能ですか？　90歳以上でも治療しますか？

　筆者は，年齢によって治療すべきか否かを判断すべきではないと考えています．患者さんの生活状況をみて判断するようにしています．その患者さんが，もの忘れは進んでいるが日常生活がある程度できていて，薬剤投与によりもの忘れの進行を緩やかにできれば，また，もう少し現状を維持できる可能性（在宅生活が可能）があれば，90歳以上でも薬剤の恩恵が期待できるので使用します．実際，100歳を超えた患者さんにアリセプトを投与したところ，もの忘れの進行が緩やかにできて質の高い生活が維持できて喜ばれている方も経験しています．

## Q 6. 認知症は遺伝しますか？

　若年性の認知症の中に遺伝性のものがあります．しかし，頻度は欧米では約10％といわれていますが，わが国では約1％以下ときわめて低いです．遺伝性アルツハイマー型認知症では，アミロイド$\beta$前駆体蛋白，プレセニリン1，プレセニリン2の3つの原因遺伝子が報告されています[2]．

　この質問はよく介護家族から受けますが，家族は身内に認知症の患者

さんがいると「自分もなるのでは？」と不安になって聞かれる場合が多いので，このような質問をされた際には頻度がきわめて低いことを説明し安心させてあげるほうがよいと思います．

## Q 7. 抗コリン薬の使用でアルツハイマー型認知症になりますか？

　抗コリン薬の使用によってアルツハイマー型認知症を発症することはありません．この薬剤はアセチルコリンの働きを抑えますので，高齢者では脳内のアセチルコリンが低下してもの忘れを起こし，アルツハイマー型認知症と類似した状態になることがあります．このため，もの忘れが出てきた場合は，抗コリン薬を中止する方向で考えます．よくみられるのは，特発性パーキンソン病でアーテン（一般名：トリヘキシフェニジル塩酸塩）を投与されている方が，高齢化してきてもの忘れが増えてくる場合です．高齢者ではもともとアセチルコリンが減少傾向にありますので，抗コリン薬の投与は慎重に行う，また，若いときから投与している場合には徐々に減量あるいは中止する必要があります．

## Q 8. 家族が認知症を疑い本人を受診させたいのですが，本人が受診を拒否しています．受診させるよい方法はないですか？

　認知症の場合（特に中等度以上になると），患者本人が「もの忘れ」に関する病識がないことが多く，そのようなときに「もの忘れ」を診てもらおうといっても拒否されることが多いです．そのような際に，強行に受診を勧めると，さらに拒否が強くなってしまいます．そこで，「もの忘れ」を診てもらおうといわずに，すでにどこかわるいところがあれば（頭が痛い，腰が痛い，ほか）その症状を専門の先生に診てもらおうといって認知症専門医の診察を受けさせることがお勧めです．認知症の専

門医であれば，そのような状況をきちんと把握して上手に対応してくれると思います．もし，まったくどこもわるくない方の場合は，家族が病気なので付き添いできてほしいというと病院まできてもらえることがあります．そこで，家族の立場でお話を聞かせていただくような形式で，実は本人のもの忘れをチェックするということができます．日ごろのかかりつけ医の先生に対応していただければ，もっと簡単です．どうしても受診していただけなければ往診という方法になります．

## Q 9. アルツハイマー型認知症は予防できるのでしょうか？

2017年にLancet誌に認知症の危険因子の35％は修正可能であると報告されました[3]．2020年に再度Lancet誌に報告された修正可能な要因は40％に上昇していました[4]．修正可能な要因にしっかりと対応できれば認知症になるリスクを4割減らせることになります．

認知症予防は高齢者に最も望まれていることです．このテーマを実現するために，筆者は日本認知症予防学会を2011年4月に設立し，第1回日本認知症予防学会学術集会を鳥取県米子市で2011年9月に開催しました．2021年6月24～26日に第10回日本認知症予防学会学術集会をパシフィコ横浜ノースで開催しました．学術的にデータを蓄積し認知症予防への科学的エビデンスを提示していける学会にして国民の期待にこたえられるようにしていきたいと考えています．日本認知症予防学会のホームページにアクセスすると最新情報を得ていただくことができます（http://ninchishou.jp/）．

## Q ▮ **10.** タッチパネル式コンピューターを用いた認知症スクリーニング機器（物忘れ相談プログラム）について教えてください.

①**質問項目が4項目（即時再認，時間の見当識，視空間認知機能，遅延再認）しかありませんが，これで認知症の診断ができるのですか？**

　この機器あるいは質問項目は，認知症の診断をするためのものではありません．認知症は気づくのがとても難しい病気であり，そこが大きな問題点です．その認知症への「気づき」をサポートするための機器なのです．

　質問の項目数が少ないですが，いずれも早期発見に重要な項目ばかりです．これらの項目は認知症の早期からみられる異常であり，必要にして最小限の質問項目を選択したものです．そのため，きわめて高い感度，特異度を示しているのです．かかりつけ医にとって便利なのは，数値で判断できること（15点満点のところ12点以下だと認知症の疑い），病変の進展具合まで推測できることです．遅延再認や時間の見当識の障害があると海馬を中心とした側頭葉病変が疑われます．図形の模写ができないと頭頂葉の病変が疑われます．アルツハイマー型認知症では病変が側頭葉から，頭頂葉に進展していきますので，病気の進行具合も把握できます．この点が，他のスクリーニング検査より有用な点と考えています．

②**有効な活用法について教えてください.**

　クリニックの待合室に置いて，待ち時間にもの忘れチェックをします．また，診察で認知症が疑われた際に，HDS-R，MMSEの代わりにこの機器を使用します．本文でも解説していますが，認知症検診と予防教室のスクリーニング機器としても使用します．地域で行われている健康祭りなどのイベントで，もの忘れチェックコーナーを設けて，そこに設置して使用するとより有効でしょう．

③**購入したい場合，どうすればよいですか？**

　日本光電工業株式会社で「物忘れ相談プログラム」として製造・販売しておりますので，各地の販売店に相談してください．

## Q ▎**11.** 手術後に認知症になりますか？

　手術後に認知症になったという話はよく聞きます．ただ，これは手術が認知症の原因ということではなく，もともと認知機能が低下していた方が，手術を受けて認知機能低下が促進されたり，潜在的だったものが顕在化したものと考えております．しかし，手術後だと本当にそうだったか否かが明らかでありません．そこで，手術前に事前に認知機能検査をしておくことが重要と考えます．あるいは，手術以外でも侵襲性の高い検査を行う場合も同様と思います．Q10で紹介した「物忘れ相談プログラム」は簡単に短時間で精度よく施行でき，術前検査としてお勧めです．

## Q ▎**12.** 脳血流シンチグラフィー（SPECT）をとる必要があるのはどのような患者さんでしょうか？

　脳血流シンチグラフィー（SPECT）は診断に有用な検査ですが，検査できる施設は限られており，経費もかかるので，すべての患者さんに施行すべきとはいえません．軽度認知障害か初期の認知症か臨床症状のみで判断がどうしてもしかねる場合，非典型例で認知症の鑑別診断に迷う場合などが適応と考えます．

## Q ▎**13.** コリンエステラーゼ阻害薬（アリセプト，レミニール，イクセロンまたはリバスタッチ）を使った治療をしています．家族の印象を丁寧に聞くようにしていますが，客観的な評価ができていません．長谷川式やMMSEを使っていますが，これでよいのでしょうか？

アルツハイマー型認知症への治療評価として家族の印象を丁寧に聞く

ことは，とても大事なことと思います．ただ，それだけではやはり不十分と考えます．客観的な治療評価指標としては，長谷川式やMMSEは適切でないと考えます．それは，両者ともにスクリーニング検査として作成されたものであり，治療評価法としては学習効果があり問題です．

　世界的に治療評価尺度として一致した見解が得られているのはADASです．ただ，ADASは臨床心理士のような専門職が施行する必要があり，時間も約1時間かかります．このため，かかりつけ医の医療機関で施行するのはほとんど不可能でした．そこで，筆者らのグループはTDASというタッチパネル式コンピューターを用いて専門職でなくとも施行可能で短時間で精度のよい機器を開発しました（本文p.48参照）．これも物忘れ相談プログラムと同様に日本光電工業株式会社から販売されておりますので，お問い合わせください．

## Q 14. うつと認知症の鑑別が難しくて困っています．何かよい方法があれば教えてください．

　典型例の場合は，もの忘れの訴えが，うつのほうが多く，認知症ではかえって少ないです．うつの場合は，もの忘れをしつこく訴えられますが，実際にもの忘れのスクリーニング検査をしてみるとほとんど記憶力低下はみられません．認知症の場合は，「もの忘れはいかがですか？」と聞くと，「もの忘れはしない」と答えられますが，実際にもの忘れのスクリーニング検査をしてみると明らかに記憶力低下がみられます．ただ，うつ症状が先行して認知症になる場合や，認知症のために悩んでうつ症状をきたす場合もあり，実際鑑別が難しいことは多いです．レビー小体型認知症の初発症状として，うつ症状が多いことが知られております．鑑別に悩む例では，治療的診断もひとつの方法です．うつが主体と思われたら抗うつ薬を，認知症と思われたらコリンエステラーゼ阻害薬を投与して，経過をみてみるということです．

## Q | 15. メマリーをどういう患者さんに使うのがよいか，どのタイミングで使うのがよいかよくわかりません.

　メマリーは中等度から高度のアルツハイマー型認知症が適応ですので，中等度以上と判断された方が対象となります．初診であれば，メマリー単独の使用も可能と思います．すでに，コリンエステラーゼ阻害薬が使用されている場合では，追加して処方することになると思います．アリセプトが軽度から高度まで使用可能なので，アリセプトに加えてメマリーを追加処方することが多いと思われます．アリセプト5mgにメマリーを追加するのか，アリセプト10mgにメマリーを追加するのかが議論のあるところと思います．欧米では，アリセプト10mgにメマリーを追加すると，効果が増強され長くよい状態が維持されたと報告されています.


## Q | 16. レビー小体型認知症（DLB）の診断意義は？

　DLBの薬物療法はアリセプト（ドネペジル）の投与であり，アルツハイマー型認知症との鑑別診断が適切にできていなくても，結果的には同じではないかとの質問もよくいただきます．確かにアリセプト（ドネペジル）の使用に関しては同じかもしれませんが，本文でも述べましたが，アリセプト（ドネペジル）の効果に違いがあります．DLBではアリセプト（ドネペジル）の効果がアルツハイマー型認知症より顕著ですが効果の減弱が早くみられる傾向にあります．DLBでは抗精神病薬への過敏性がみられ，BPSDがみられた場合に慎重な対応が求められます．さらに，DLBではパーキンソン症状が出ます．パーキンソン症状はトイレや入浴といった日常生活の支障に直結し介護者の負担増加にもつながります．パーキンソン症状による歩行障害やバランス障害は転倒・骨折の原因になり，予後に大きな影響を与えます．DLBの診断，その中でも

パーキンソン症状の適確な把握により，適切な薬物療法や対応が必要です．

## Q 17. アルツハイマー型認知症（AD）とDLBの合併例は多いのでしょうか？

　病理学的にみると純粋なDLB病変のみ有する例の方が少数で，ほとんどがADとDLB病変を合併しているといわれています．特にパーキンソン症状が初期にみられず（見つけられていないケースも含めて），ADと診断され，その後にパーキンソン症状が出現してDLBと診断変更されるケースも少なくありません．

## Q 18. DLB診断においてパーキンソニズムの診断は，どのようにすればよいですか？

　DLBの臨床診断基準（2017）の中核的特徴には，「特発性のパーキンソニズムの以下の症状のうち1つ以上：運動緩慢，寡動，静止時振戦，筋強剛（筋固縮）」と記載があり，それぞれの症状に着目することが重要だと考えられます．

　「患者本人や介護者からの聴取」として以前と比べ，食事の動作が遅くなっていないか，ふらつきやつまずきによる転倒が増えていないかなどの聴取を行います．

　「診察室」での患者動作観察として，「歩行が小刻み」，「表情」，「話すのがゆっくり」，「ふるえ」，「ベッドや椅子からの立ち上がり」などを観察します．

**Q** **19.** トレリーフOD錠の投与のタイミングはどのようなと
きでしょうか？

　パーキンソン症状を確認して，まずはレボドパを投与します．レボド
パは少量から開始し，精神症状（不安，焦燥，幻覚など）や不随意運動（ジ
スキネジア）に注意しながら1日300 mgを目安として増量します．精
神症状が残存する患者では悪化に注意し，レボドパ増量前に，精神症状
の悪化をきたしにくいトレリーフOD錠を早期から併用することが重要
であると考えられます．

**Q** **20.** トレリーフOD錠で効果がみられなかったときは，ど
のように対応すればよいですか？

　トレリーフOD錠の効果発現には個人によって違いますが，効果発
現が遅いケースがあります．臨床試験結果より，2〜3ヵ月後を目途に，
症状に対する効果判定をするのがよいと考えます．

**Q** **21.** トレリーフOD錠には神経保護作用が報告されていま
すが，長期服用に適していますか？

　トレリーフOD錠には抗酸化作用や抗アポトーシス作用を介した多彩
な神経保護作用が報告されていることから，DLBのパーキンソニズム
を伴う初期段階から長期に服用が可能な製剤と考えます．ただ，神経保
護作用については細胞や動物実験などの報告であり，今後ヒトへの神経
保護作用による長期効果の検討が必要です．

## Q 22. トレリーフOD錠服用で精神症状が悪化することはありますか?

　レボドパの高用量やドパミンアゴニストの投与は精神症状の悪化をきたしやすいとされていますが,トレリーフは精神症状の悪化のリスクが低いと報告されています.トレリーフOD錠の臨床試験でのNPI-10合計スコア変化量として,トレリーフOD錠25mg群は−0.2であり,プラセボ群の0.6と比較して有意差がないことが臨床試験結果より示されています.

## Q 23. DLBに伴うパーキンソニズムでは運動療法は有効なのでしょうか?

　結論から言うと有効です.薬物療法と運動療法は車の両輪のような位置づけです.パーキンソニズムの症状は体が硬くなり(筋強剛),動作をうまく行えなくなるものです.リハビリテーションによって体の使い方を学び実践することが重要です.

## Q 24. パーキンソニズムを有するDLB患者さんの介助の際に,患者家族,介護者が気をつけることはありますか?

　まず,一番気をつけないといけないことは転倒です.転倒し骨折をすると,最悪の場合には寝たきりになってしまう場合があるからです.DLBの場合,パーキンソニズムが原因で転倒につながる場合が多いので,パーキンソン症状への適切な治療が求められます.転倒予防のために,手すりなどをつけることも重要です.

# Q 25. 地域連携がうまくいかないのですが，よい方法があれば教えてください．

　認知症診療では地域連携が不可欠です．医師が診察室で患者さんを診察し，家族から生活状況を聞ける時間はきわめて限られています．地域包括支援センターの職員やケアマネージャーは，患者さんの生活状況をよく把握しておられます．地域のケアスタッフと連携をとるようにすることが必要と思います．なかなか日々の忙しい診療の中で難しいことですが，患者さんの診察の際に同行してもらったり，診察の際に情報を届けてもらう（手紙，FAX，メール，ほか）などが有用です．また，定期的に勉強会や研修会を行い，顔のみえる関係をつくっておくことも重要と思います．筆者らの地域では山陰認知症ケア研究会（エーザイ共催）という会を年2回開催し，認知症ケアの勉強をするとともに，顔のみえる関係をつくってきています．

■ 文　献
1) 浦上克哉：認知症診療に期待されるかかりつけ医の役割．鳥取医誌 **35**：46-52，2007
2) 浦上克哉：認知症と遺伝環境相互作用．分子精神医 **6**：35-39，2006
3) Livingston G et al：Dementia prevention, intervention, and care. Lancet **390**：2673-2734, 2017
4) Livingston G et al：Dementia prevention, intervention, and care. 2020 report of the Lancet Commission. Lancet **396**：413-446, 2020

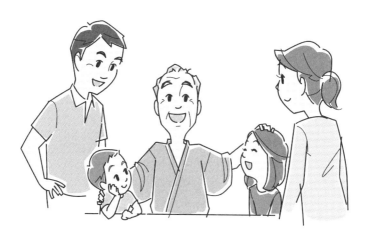

# 索　引

● 著者略歴

# 浦上　克哉（うらかみ　かつや）

岡山市生まれ
昭和58年3月　鳥取大学医学部医学科卒業
昭和63年3月　鳥取大学医学部大学院博士課程修了
平成元年4月　鳥取大学医学部脳神経内科　助手
平成8年2月　鳥取大学医学部脳神経内科　講師
平成13年4月　鳥取大学医学部保健学科生体制御学講座環境保健学分野　教授（令和4年3月まで）
平成17年4月　鳥取大学大学院医学系研究科保健学専攻病態解析学分野　教授（併任）
平成21年4月　鳥取大学医学部保健学科生体制御学講座　代表（平成25年3月まで）
平成22年4月　鳥取大学医学部保健学科検査技術学専攻　主任（平成25年3月まで）
平成28年4月　北翔大学客員教授（併任）
令和4年4月　鳥取大学医学部保健学科認知症予防学講座（寄附講座）教授

## 所属学会
日本認知症予防学会（代表理事，専門医），日本老年精神医学会（理事），日本老年学会（理事），日本認知症学会（代議員，専門医），日本老年医学会（代議員，指導医），日本内科学会（中国地区評議員，専門医），日本神経学会（専門医，指導医）

## 全国学術集会の会長
第1回日本認知症予防学会学術集会大会（米子市）2011年9月9〜11日
第5回日本認知症予防学会学術集会大会（神戸市）2015年9月25〜27日
第9回日本脳血管・認知症学会学術集会大会（別府市）2018年8月4〜5日
第35回日本老年精神医学会学術集会大会（米子市）2020年12月20〜22日
第10回日本認知症予防学会学術集会大会（横浜市）2021年6月24〜26日

## 賞　罰
第13回ノバルティス老化および老年医学研究基金受賞（1999年）
第9回日本認定内科専門医会研究奨励賞受賞（2001年）
令和3年度鳥取大学医学部知的財産功労賞受賞（2022年）

## 特許取得
物忘れ相談プログラム（特許第3515988号）
痴呆症診断装置及び痴呆症診断プログラム（特許第4171832号）

これでわかる認知症診療 —かかりつけ医と研修医のために—（改訂第3版）

| | |
|---|---|
| 2009年1月5日　　第1版第1刷発行 | 著　者　浦上克哉 |
| 2011年5月20日　　第1版第4刷発行 | 発行者　小立健太 |
| 2012年7月1日　　第2版第1刷発行 | 発行所　株式会社 南 江 堂 |
| 2022年5月30日　改訂第3版発行 | 〒113-8410　東京都文京区本郷三丁目42番6号 |

☎（出版）03-3811-7236（営業）03-3811-7239
ホームページ　https://www.nankodo.co.jp/
印刷・製本　真興社

Practical Management of Dementia
for General Physicians and Residents,
3rd Edition
© Nankodo Co., Ltd., 2022

Printed and Bound in Japan
ISBN978-4-524-23124-9

定価は表紙に表示してあります.
落丁・乱丁の場合はお取り替えいたします.
ご意見・お問い合わせはホームページまでお寄せください.

本書の無断複製を禁じます.

JCOPY 〈出版者著作権管理機構　委託出版物〉
本書の無断複製は，著作権法上での例外を除き禁じられています．複製される場合は，そのつど事前に，出版者著作権管理機構（TEL 03-5244-5088，FAX 03-5244-5089，e-mail: info@jcopy.or.jp）の許諾を得てください.

本書の複製（複写，スキャン，デジタルデータ化等）を無許諾で行う行為は，著作権法上での限られた例外（「私的使用のための複製」等）を除き禁じられています．大学，病院，企業等の内部において，業務上使用する目的で上記の行為を行うことは私的使用には該当せず違法です．また私的使用であっても，代行業者等の第三者に依頼して上記の行為を行うことは違法です.